C.H.BECK ■ WISSEN

in der Beck'schen Reihe

2036

BsR

Dieses Buch gibt einen Abriß zu den Ursachen akuter und chronischer Schmerzen am Nerven- und Bewegungssystem und an den inneren Organen sowie zu den Leitlinien medikamentöser, anästhesiologischer, neurochirurgischer, psycho- und physiotherapeutischer Behandlungsverfahren. Akuter Schmerz kann nahezu immer beherrscht, chronischer Schmerz zumindest gelindert, oder – teilweise mit neuen Methoden – zum Abklingen gebracht werden.

Prof. Dr. med. *Friedrich Strian* ist Arzt für Neurologie und Psychiatrie und Autor wissenschaftlicher Arbeiten zur Neurobiologie von Schmerz und zur Entwicklung von Schmerzmeßmethoden. Er ist Leiter der Neurologischen Ambulanz des Max-Planck-Instituts für Psychiatrie in München.

Friedrich Strian

SCHMERZ

Ursachen – Symptome – Therapien

Verlag C.H.Beck

Mit 35 Abbildungen im Text

Die Deutsche Bibliothek – CIP-Einheitsaufnahme

Strian, Friedrich:
Schmerz : Ursachen – Symptome – Therapien / Friedrich
Strian. – Orig.-Ausg. – München : Beck, 1996
  (Beck'sche Reihe ; 2036 : C. H. Beck Wissen)
  ISBN 3 406 40336 0
NE: GT

Originalausgabe
ISBN 3 406 40336 0

Umschlagentwurf von Uwe Göbel, München
© C. H. Beck'sche Verlagsbuchhandlung (Oscar Beck), München 1996
Gesamtherstellung: C. H. Beck'sche Buchdruckerei, Nördlingen
Gedruckt auf alterungsbeständigem, säurefreiem Papier
(hergestellt aus chlorfrei gebleichtem Zellstoff)
Printed in Germany

Inhalt

Hinweis:
Die Wiedergabe von Gebrauchsnamen, Handelsnamen, Waren-
bezeichnungen usw. in diesem Werk berechtigt auch ohne besondere Kennzeichnung nicht zu der Annahme, daß solche
Namen im Sinne der Warenzeichen- und Markenschutz-Ge-
setzgebung als frei zu betrachten wären und daher von jeder-
mann benutzt werden dürfen.

Für Angaben über Dosierungsanweisungen und Applikations-
formen kann keine Gewähr übernommen werden. Derartige
Angaben müssen vom jeweiligen Anwender im Einzelfall an-
hand anderer Literaturstellen („Medikamenten-Beipackzettel",
„Rote Liste") auf ihre Richtigkeit überpüft werden.

I. Schmerzwahrnehmung, Schmerzkrankheit

1. Schmerz als Warnsignal und chronische Krankheit

Schmerz als Warnsignal weist auf Verletzungen und Funktionsstörungen des Körpers hin und ist damit ein organismusgerich-
tetes, innengewandtes Warnsignal – im Gegensatz zu Angst,
die besonders vor Gefahren in der Außenwelt warnt. Schmerz
als Warnsignal ist eine spezielle Wahrnehmung bei Bedrohun-
gen der Integrität des Organismus. Schmerz zielt dabei, ähnlich wie Angst, auf Schonverhalten, Hilfesuchen und Heilung
ab. Allerdings sind starke Schmerzen weit mehr als nur eine
unangenehme oder beeinträchtigende Mißempfindung. Schmerz
durchdringt alle psychischen Erlebnisbereiche. Er erfaßt den
gesamten Menschen und kann rasch alle Selbstbewußtheit
erschüttern. Bujtendyck nennt den Schmerz „ein Übel, das
eine Oppositionsstellung gegenüber dem Leben einnimmt,
eine Behinderung und eine Bedrohung zugleich. Er wirft den
Menschen beiseite wie eine erbärmliche Kreatur, die tausend-
mal nacheinander stirbt", und Albert Schweitzer meinte „der
Schmerz ist ein schlimmerer Herr als der Tod". Wirksame
und sichere Schmerzbehandlungen sind erst seit der Mitte des
letzten Jahrhunderts bekannt, zuvor war der Mensch sogar
schwersten Schmerzformen fast ohnmächtig ausgeliefert.

Für jede Schmerzbehandlung ausschlaggebend ist die Unter-
scheidung von akutem Schmerz und chronischer Schmerzkrankheit. Akuter Schmerz kann meist beseitigt werden oder klingt
in absehbarer Zeit ab; manche Schmerzformen sind aber schwer
zu beeinflußen und tendieren zur Chronifizierung. Chronischer Schmerz wird ab einer Schmerzdauer von sechs Monaten
angenommen. Beiden Schmerzformen liegen auch unterschiedliche Schmerzmechanismen zugrunde. Bei akutem Schmerz
steht die Schmerzwahrnehmung, meist bei lokaler Schmerzquelle, im Vordergrund. Es dominieren schädigende Ereignisse
und deren Wahrnehmung (Nozizeption). Chronische Schmerzkrankheit ist eine oft noch schwerwiegendere Beeinträchtigung
wegen der ununterbrochenen oder immer wiederkehrenden zer-

mürbenden Schmerzen. Unangemessene Schmerzbewältigung kann zur Schmerzfixierung beitragen. Akuter Schmerz wird eher von Angst und Aktivierung, chronischer Schmerz von Depressivität und Desaktivierung begleitet. Der akute Schmerz ist mit den für Angst typischen sympathisch-adrenergen Reaktionen verbunden (Steigerung von Herzfrequenz, Blutdruck, Gefäß- und Muskeltonus), bei chronischem Schmerz herrschen körperliche Mißempfindungen und Leistungsstörungen vor (Schlafstörungen, Appetitlosigkeit, Gewichtsabnahme, Erschöpfung, sexuelles Desinteresse), die bei Depressionen anzutreffen sind. Schmerz und Angst haben als Warnsignal die absolute Priorität vor allen anderen Wahrnehmungen. Die Aufmerksamkeit wird (bei erhaltenem Bewußtsein) ganz auf das Schmerzereignis gerichtet, und andere Sinneseindrücke verblassen dagegen. Die Priorität der Schmerzempfindung wird durch neuronale Verstärkungsmechanismen gewährleistet, die jedoch leicht außer Kontrolle geraten und fortdauern können. Diese eskalierte und fortdauernde Erregungsverstärkung stellt vermutlich die Grundlage für die abnorme Schmerzfixierung und Schmerzchronifizierung dar und kann die Entwicklung einer chronischen Schmerzkrankheit einleiten. Abnorme Erregungen im nozizeptiven System sind vermutlich auch die Ursache für Schmerzen ohne erkennbare Verletzung oder Organerkrankung (vgl. Kapitel II. 4).

2. Struktur- und Funktionsmerkmale der Schmerzwahrnehmung

Vorbemerkung

Die für Schmerzentstehung wichtigen Strukturen und Funktionen des Nervensystems lassen sich trennen in jene der Schmerzwahrnehmung im engeren Sinne (Nozizeption) und jene des Schmerzerlebens im weiteren Sinne (Schmerzerleiden). Während das Nozizeptionssystem in seinen Grundzügen bekannt ist, bestehen über die emotionalen und kognitiven Schmerzelemente eher vage Vorstellungen.

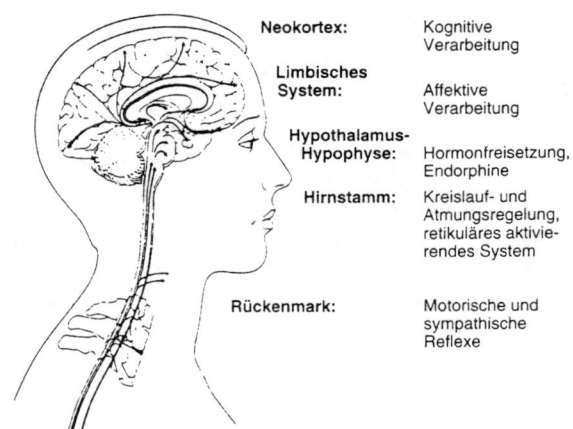

Neokortex:	Kognitive Verarbeitung
Limbisches System:	Affektive Verarbeitung
Hypothalamus-Hypophyse:	Hormonfreisetzung, Endorphine
Hirnstamm:	Kreislauf- und Atmungsregelung, retikuläres aktivierendes System
Rückenmark:	Motorische und sympathische Reflexe

Abb. 1: Verarbeitung von Schmerzinformationen auf verschiedenen Ebenen des zentralen Nervensystems (aus Zimmermann u. Handwerker 1984)

Das nozizeptive System ist aus speziellen Empfängern (Rezeptoren), Leitungsbahnen und Verarbeitungszentren aufgebaut und ähnelt darin anderen Sinnessystemen (Abb. 1). Das Schmerzerleben und die Auseinandersetzung mit Schmerz umfassen letztlich die Gesamtheit der neuronalen Netzwerke des zentralen Nervensystems („Neuromatrix") und erlauben somit nur beschränkt topographische Zuordnungen (vgl. Kapitel II. 4).

Das nozizeptive System

Nozizeptoren: Das nozizeptive System verfügt in der Peripherie des Nervensystems über Schmerzrezeptoren (Nozizeptoren) an der Körperoberfläche (Haut) und an den Organsystemen (Herz, Darm, Gelenke, Muskel usw.). Die Nozizeptoren übersetzen die Nachricht einer Schädigung oder Störung („Noxen") in die Sprache des Nervensystems, nämlich elektrische Impulse, genauer: binär kodierte Schmerznachrichten. Diese Impulsmuster werden über die Schmerznerven zum Rückenmark und über die Schmerzbahnen zum Gehirn geschickt und erfahren in hierarchisch angeordneten „Schmerzzentren" ihre Verarbeitung zum komplexen, subjektiven Schmerzerleben.

Nozizeptoren sind freie Nervenendigungen mit baumartigen Verästelungen im Gewebe. (Unter einem Nozizeptor wird allerdings der periphere Empfänger samt Nervenfaser verstanden.) Der Nozizeptor reagiert auf mechanische, thermische und chemische Reize von starker, schädigender, „noxischer" Intensität. Schmerzreize führen außerdem zur Ausschüttung von Gewebshormonen und veränderter lokaler Durchblutung, die zur Schmerzüberempfindlichkeit (Hyperalgesie) beitragen können. Schmerzauslösende Substanzen sind u.a. Bradykinin, Prostaglandine, Leukotriene, Substanz P, Histamin, Serotonin.

Schmerznerven: Die Schmerzrezeptoren sind der periphere Beginn (und nicht wie der anatomische Begriff nahelegt, die Endigung) der Schmerznervenfasern, die sich im Nerven bündeln und als Nachrichtenleitungen zum Rückenmark ziehen. Schmerznervenfasern sind dünne, langsam leitende Nervenfasern. Dicke, schnell leitende Nervenfasern übermitteln dagegen sensomotorische Funktionen. Schmerznervenfasern kommen als schwach bemarkte, etwas rascher leitende A-δ-Fasern (ca. 20 m/s) und marklose, sehr langsam leitende C-Fasern (ca. 5 m/s) vor. Die unterschiedlichen Leitgeschwindigkeiten bedingen auch die Übermittlung unterschiedlicher Schmerzqualitäten. Tritt man z.B. mit dem Fuß in einen Seeigel (Stichverletzung), dann ist die erste Empfindung ein scharfer, gut lokalisierbarer, „heller" und rasch abklingender Schmerz (Erstschmerz der A-δ-Fasern), der gefolgt wird von einem mit Verzögerung einsetzenden, dumpfen oder brennenden, eher diffusen Schmerz (Zweitschmerz der C-Fasern). Der Erstschmerz ist gewissermaßen das Frühwarnsystem, der Zweitschmerz der „Verletzungsnachhall". Diese peripheren Schmerzkomponenten spiegeln jedoch keineswegs das gesamte Schmerzerleben wider.

Schmerzbahnen: Die von der Peripherie ins Rückenmark gelangten Schmerzimpulse werden im Rückenmark vorverarbeitet (siehe nachfolgender Abschnitt) und gelangen über die Schmerzbahnen zu den „Schmerzzentren" des Gehirns. Umgekehrt sendet das Gehirn absteigende Kontrollbahnen zu den Rückenmarkszentren. Die Hauptschmerztrassen zum Gehirn führen zum einen zum postzentralen Wahrnehmungsfeld der

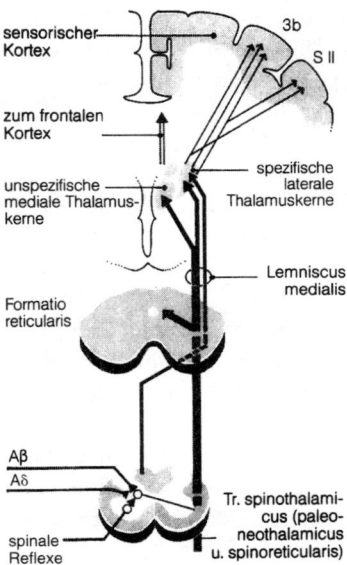

Abb. 2: Schmerzleitungs- und Schmerzverarbeitungssystem. Aβ, Aσ, C = Nervenfasertypen im peripheren Nerven; Leminiscus medialis = aufsteigende Schmerzbahnen; 3b, S II = Nozizeptive und somatosensorische Hirnrinde (aus Thoden 1987)

Hirnrinde und den seitlichen Thalamuskernen (spinothalamische Bahn) und zum anderen zum Hirnstamm und den inneren Thalamuskernen (retikulothalamische Bahn) sowie weiter zum limbischen System und den Frontalhirnstrukturen (Abb. 2). Die Schmerzbahnen kreuzen im Rückenmark und ziehen jeweils zur gegenseitigen Hirnhälfte; ein kleiner, ungekreuzter Anteil ist oft die Ursache für das Wiederauftreten von Schmerzen nach chirurgischer Schmerzausschaltung. Zusätzliche Verschaltungen innerhalb des Rückenmarks gewährleisten motorische und vegetative Schmerzreflexe (z.B. reflektives Wegziehen einer Extremität bei Verletzung oder Verbrennung).

Rückenmarkhinterhorn und Schmerzvorverarbeitung: In den hierarchisch gegliederten Schmerzverarbeitungszentren des zentralen Nervensystems stellt das Hinterhorn des Rückenmarks (hinterer Flügel der Schmetterlingsfigur) eine Art aktives Eingangstor dar. Alle eingehenden Schmerznervenfasern werden hier auf die nächste Station, die Schmerzbahnen zum Gehirn, verschaltet, alle eingehenden Schmerznachrichten entsprechend vorverarbeitet, d.h. verstärkenden und hemmenden Einflüssen unterworfen. Diese Modulation erfolgt teils durch das eingehende Schmerzmuster der verschiedenen Nervenfasertypen selbst (sog. Gate- oder Schrankenfunktion), teils durch das absteigende Kontrollsystem höher gelegener Schmerzzentren. Auch die Struktur des Hinterhorns des Rückenmarks scheint mit ihrem Aufbau in Lamellenschichten an der Fähigkeit zu dieser komplexen Modulation mitzuwirken. Die dünnen Nervenfasern (A-δ- und C-Fasern) treten in die äußeren Lamellenschichten ein und verlaufen von außen nach innen, wogegen die dicken, schmerzmodulierenden, nicht-nozizeptiven Nervenfasern zu den tieferen Lamellenschichten vordringen und gegenläufig von innen nach außen ziehen (Abb. 3). So entsteht eine intensive Vernetzung der verschiedenen Nervenfasertypen, in die zusätzlich zahlreiche Schaltneurone integriert sind. Es besteht also ein hochkomplexes neuronales Netzwerk, dessen Hauptzweck die Hervorhebung von Schmerznachrichten gegenüber allen anderen Informationen ist.

Schmerzmodulation: Durch Verstärkung überdauern schmerzbedingte Erregungen den Schmerzreiz selbst und werden gewissermaßen in der Nervenzelle „fortgeschrieben". Bemerkenswerterweise sind gerade die schmerzleitenden dünnen Nervenfasern durch lang dauernde Nacherregungen charakterisiert. Impulsmuster aus den dünnen Nervenfasern überdauern das Schmerzsignal deutlich länger als solche aus anderen Nervenfasertypen. Diese „Sensitivierung" ist bei Warnsignalen wie Schmerz zweischneidig, da es auch zur Erregungseskalation kommen kann.

Schmerz als akutes Warnsignal klingt dann nicht ab, sondern beginnt eine Art Eigenleben zu führen. Schmerzsensitivierung ist auf synaptischer und zellulärer Ebene nachgewiesen. Eine wichtige Rolle spielen dabei erregende Neurotransmitter, wie

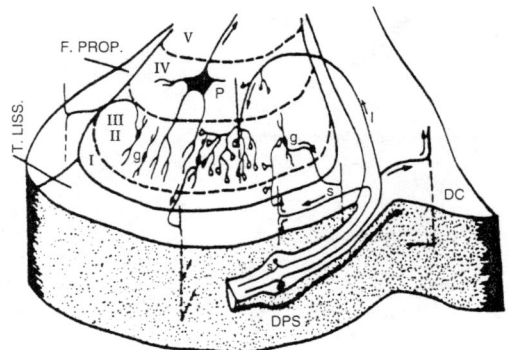

Abb. 3: Querschnitt durch die äußeren Schichten des Hinterhorns des Rückenmarks mit Nervwurzeleintritt und „Vernetzung" großer und kleiner Nervenfasern, Schaltzellen und Ausgang zum zentralen Nervensystem (aus Taylor u. Pierau 1991)
DC = Hinterstrang, DPS = Ganglion, F. prop. = fasc. proprius dorsolat, P = Projektionsneurone, g = Gelatinosa-Neurone, T. Liss. = Tr. Lissauer, l = large fibers, s = small fibers, I bis V = Lamina I bis V

die sog. exzitatorischen Aminosäuren (z.B. Glutamat und Derivate). Die erregenden Neurotransmitter stoßen außerdem die sog. zelluläre Signalübertragungskaskade an. In der Nervenzelle selbst wird damit die Bildung von bestimmten Botenstoffen (second messengers) ausgelöst, die dann über die Beeinflussung von Transkriptionsfaktoren die genetische Maschinerie der Nervenzelle in Gang setzen. Bei lang anhaltenden Nervenschmerzen werden auf diese Weise bestimmte Gensequenzen, die Protoonkogene, aktiviert und die Transkriptionsrate der Zielgene erhöht. Diese Umsetzung genetischer Information in Strukturinformation auf morphologischer Ebene löst dann die Neubildung von Rezeptoren und Ionenkanälen in der Zellmembran sowie die Bildung von Neurotransmittern und Neurohormonen aus. Es entstehen spezielle Proteine, die an bestimmten Stellen der Nervenzelle gespeichert werden und somit die Grundlage für ein zelluläres Gedächtnis, eine Art Schmerzgedächtnis, bilden (Abb. 4).

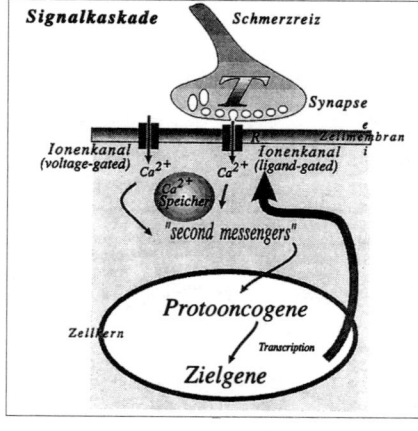

Abb. 4: Synaptische und zelluläre Signalkaskade bei der Schmerzreizverarbeitung in den Neuronen des Hinterhorns des Rückenmarks (aus Tölle u. Zieglgänsberger 1991)

Schmerzsignale können also über synaptische, elektrophysiologische Mechanismen eine kurzfristige und über biochemische, zelluläre Mechanismen auch eine langfristige Erregungsverstärkung bewirken. Anhaltender schwerer Schmerz kann sich dann dauerhaft in die Neurone des schmerzverarbeitenden Systems „eingravieren" und eine Form des „molekularen und morphologischen Schmerzgedächtnisses" bewirken.

Schmerzmodulierende Hirnstammzentren: Das absteigende hemmende Kontrollsystem des Hirnstamms wirkt den risikoreichen Verstärkungsmechanismen im Rückenmark entgegen. Es ist Teil eines wohl von der Hirnrinde bis zum peripheren Rezeptor reichenden Schmerzmodulationssystems. Das Hirnstamm-Schmerzzentrum besteht aus mehreren miteinander verknüpften (mittelliniennahen) Kerngebieten und ist mit thalamischen, limbischen und corticalen Hirnstrukturen verbunden. Innerhalb des neuronalen Netzwerkes des Hirnstammes sind Opioide (vgl. Kapitel I. 3), in den Fernbahnen zum Rückenmark dagegen Neurotransmitter wie Serotonin und Noradrenalin wesentlich. Die Bedeutung dieser Neurotransmitter in der Schmerzmodulation scheint durch die schmerzlindernde Wirkung, z.B. von Serotonin-Wiederaufnahmehemmern, bestätigt zu werden (vgl. Kapitel IV. 1). Zusätzliche Kontrollmechanismen komplizieren dieses Bild. So kann experimentell ein Hitzeschmerzreiz durch einen zusätzlichen Elektroschmerzreiz gehemmt werden, da der zusätzliche Schmerzreiz die absteigende Schmerzhemmung aktiviert (sog. DNIC). Schmerzwahrnehmung und Schmerzerleben bedeuten also einerseits Prioritätssicherung der Schmerzwahrnehmung durch vielfache Verstärkungsmechanismen, gleichzeitig aber auch die Aktivierung von Hemm-Mechanismen, um letztendlich die Balance in den neuronalen Netzwerken wiederherzustellen. Falls dies nicht geschieht, droht Schmerzeskalation und Schmerzchronifizierung.

Gehirn und Schmerzerleben: Paradoxerweise ist das Gehirn selbst schmerzunempfindlich (z.B. können gewisse stereotaktische Eingriffe ohne Narkose erfolgen), zugleich stellt die Hirnrinde aber die höchste Integrationsebene für Schmerzwahrnehmung und Schmerzerleben dar. Die Kenntnisse über die Schmerzverarbeitung beziehen sich allerdings auf vorwiegend nozizeptive Mechanismen, wie z.B. die Repräsentation von Schmerzregionen in der Hirnrinde. Solche Schmerzwahrnehmungsregionen der Hirnrinde können heute teils mit speziellen Schmerzreizmethoden (z.B. Laserschmerz-evozierte Potentiale = LEP), teils mit bildgebenden Verfahren (z.B. Positronen-Emissions-Tomographie = PET) nachgewiesen werden. Danach spielen für die Schmerzwahrnehmung von Körperoberfläche und Bewegungssystem bestimmte Parietalhirn- bzw. Postzentral- und Zentralfurchenregionen, für die Schmerzwahrnehmung aus inneren Organen (z.B. Herzschmerz) die tiefe Inselregion, eine wesentliche Rolle. Die weitere Schmerzverarbeitung, d.h. im weitesten Sinne das Schmerzerleben, entzieht sich noch weitgehend der funktionalen und topographischen Schmerzanalyse. Durch vielfache klinische Beobachtungen und Ergebnisse der Emotionsforschung ist aber außer Zweifel, daß das subjektive Schmerzerleben limbische, frontale und andere Hirnrindenstrukturen einbezieht (vgl. Schmerzdistanzierung durch stereotaktische Eingriffe, Kapitel II. 4).

3. Neurochemische und neuroendokrine Schmerzelemente

In der Behandlung schwerster Schmerzen sind Opiate, d.h. Morphine und morphinartige Medikamente, unersetzlich. Einen großen Fortschritt für das Verständnis von Schmerz hat daher die Entdeckung der körpereigenen „endogenen" morphinartigen Peptide, der sog. Endorphine, erbracht. Obwohl streng genommen Opiate (Morphin und die Alkaloide des Opiums mit morphinartiger Wirkung) und Opioide (synthetische Stoffe mit morphinartigen Wirkungen) zu unterscheiden sind, wird heute vielfach der Begriff Opioide für alle morphinartig wirksamen Substanzen oder generell für alle Stoffe, die mit Opiatrezeptoren reagieren, verwendet. Drei endogene Opioidsysteme lassen sich aufgrund der sog. Opioid-Vorläufer-Peptide unterscheiden, nämlich Proopiomelanocortin (POMC), Proenkephalin (PENK) und Prodynorphin (PDYN). Aus den Opioidvorläufern leiten sich die verschiedenen endogenen Opioide, aber auch einige Neurohormone (z.B. ACTH, MSH) ab. Die Wirkung, insbesondere Schmerzhemmung, der endogenen Opioide bzw. Endorphine und Opiate ist an die Opiatrezeptoren gebunden. Durch unterschiedliches Rezeptorverhalten (z.B. zu Agonisten und Antagonisten) lassen sich δ-, ϰ- und μ-Rezeptoren unterscheiden. Opiatrezeptoren finden sich zwar im gesamten zentralen und peripheren samt vegetativen Nervensystem, jedoch sind die Opiatrezeptoren besonders in jenen Hirngebieten konzentriert, die für die Schmerzverarbeitung wesentlich sind, z.B. im Hinterhorn des Rückenmarks und in den „Schmerzzentren" von Hirnstamm, Thalamus, Hirnrinde und limbischem System. Trotz der hochwirksamen Schmerzhemmung der Opioide sind die Wirkmechanismen noch nicht vollständig geklärt. Die besten Kenntnisse liegen vor zu Opioidwirkungen auf Rückenmarks- und Hirnstammebene, wogegen Opioidwirkungen in übergeordneten Schmerzzentren des Gehirns (Thalamus, limbische Strukturen) noch wenig bekannt sind. Bemerkenswert erscheint, daß die Opiatrezeptoren in den Hinterhornschichten des Rückenmarks unterschiedlich verteilt sind. Delta-Rezeptoren finden sich vorwiegend in Lamina I, μ-Rezeptoren in Lamina II und ϰ-Rezeptoren in den tieferen Hinterhornschichten. Die Schmerzhemmung der Opioide erfolgt möglicherweise durch Aktivierung von μ-Rezeptoren in Lamina II sowie Modulation der tiefergelegenen ϰ-Rezeptoren, wodurch das „Schmerzausgangssignal" aus Lamina I (Schmerzbahnen zum Gehirn) gehemmt wird. Eine ähnliche Bedeutung scheinen Opioide für die absteigende Schmerzhemmung in den Schmerzzentren des Hirnstammes zu spielen. So führt die Mikroinjektion von Opiaten in das periaquäduktale Grau zu einer Hemmung der Schmerzantworten in den Hinterhornneuronen. Allerdings spielen, wie erwähnt, für die absteigende Schmerzhemmung auch andere Neurotransmittersysteme (Serotonin, Noradrenalin) eine Rolle.

4. Schmerzmessung

Schmerzmeßmethoden wünschen sich die Ärzte als Diagnose- und Therapiehilfe und die Patienten, um ihr Leiden in ähnlicher Weise „veranschaulicht" zu bekommen, wie dies bei Röntgenbildern und Laborwerten möglich ist. Gerade Patienten mit chronischem Schmerz haben häufig schon viele Ärzte konsultiert und zahlreiche Behandlungsversuche hinter sich, und die Etikettierung „psychogener Schmerzen" führt dann oft zu Verärgerung und Resignation und verhindert eine realistische Therapieplanung. Für den Betroffenen ist Schmerz aber immer real und krankheitswertig.

Es gibt daher starke Bestrebungen, auch Schmerz – ähnlich wie Angst und Depression – zumindest in gewissem Umfang „meßbar" zu machen. Von psychologischer Seite wurden eine Vielzahl von Fremd- und Selbstbeurteilungsbogen entwickelt. Sog. Analogskalen (z.B. 10 Punkte-Skala von 0 = „kein Schmerz" bis 10 = „unerträglich heftiger Schmerz") erlauben eine orientierende Einschätzung der Schmerzintensität. Ausführlichere Schmerzfragebogen versuchen auch die Art der Schmerzsymptome (Lokalisation, Schmerztyp) und des Schmerzerlebens (emotionale und kognitive Schmerzanteile)

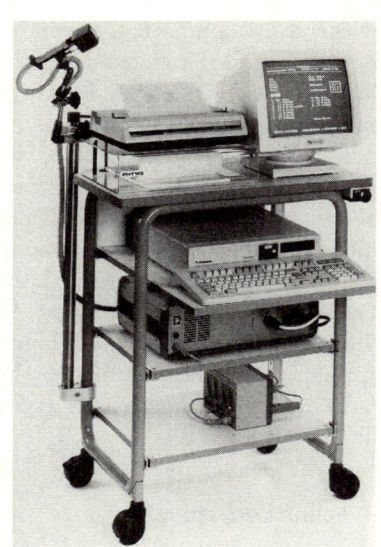

Abb. 5: Schmerzschwellen-
meßgerät „PATH-Tester MPI
100" (mit freundlicher
Genehmigung der PHYWE-AG,
Göttingen)

zu ermitteln (z.B. Frankfurter- und Göttinger-Schmerzfrage-
bogen). Der Schmerzverlauf wird mit Schmerztagebüchern er-
hoben (z.B. Heidelberger Schmerztagebuch). Daneben wurden
vielfältige spezielle Schmerzdokumentationen (Migränebogen,
elektronisches Schmerztagebuch) sowie eine dreistufige Stadien-
einteilung der Chronifizierung (aus Verlaufs- und Lokalisati-
onsmerkmalen, Medikamentengebrauch und „Patientenkarrie-
re") entwickelt (vgl. Informationsadressen im Anhang).

In jüngster Zeit wurden auch Schmerzmeßmethoden auf der
Grundlage neurophysiologischer Schmerzmechanismen entwik-
kelt. Dabei wird die Schmerzempfindlichkeit im Schwellen-
oder Toleranz-Bereich mit Schmerzreizen, wie z.B. Thermo-,
Elektro- oder Laserreizen, geprüft. Neben der Schmerzempf-
findung können auch Schmerzantworten, wie vegetative, motorische oder zentralnervöse Reaktionen (z.B. Herzfrequenz-,
Muskelabwehrspannung und evozierte Potentiale), untersucht
werden. Mit geeigneten Methoden, wie laserevozierten Hirn-
potentialen, können Schmerzbahnen von der Peripherie bis
zur Hirnrinde verfolgt werden.

Ein relativ einfaches, nicht belastendes und zuverlässiges Verfahren, mit dem auch die subjektive Schmerzverarbeitung erfaßt wird, ist die Bestimmung der peripheren Schmerzschwellen mit Druck-, Elektro- oder Hitzereizen. Bei dem von unserer Münchener Arbeitsgruppe entwickelten Gerät werden die Schmerzschwellen für Kontakthitze geprüft (Abb. 5). Sogenannte Peltier-Elemente erzeugen in Abhängigkeit von Richtung und Stärke eines Gleichstroms ansteigende Kälte-, Hitzeoder Hitzeschmerzreize. Die Reizdauer ist computergesteuert und beträgt Sekunden bis höchstens Minuten. Die Peltier-Elemente sind in Thermoden von etwa 2 cm^2 Kontaktfläche integriert.

Die Messung erfolgt an definierten Stellen der Hand, des Fußes oder anderer Körperregionen. Den automatischen Anstieg des Hitzereizes unterbricht der Proband beim Erreichen der Schmerzempfindungsschwelle durch Knopfdruck. Es wird somit im unteren Schmerzempfindlichkeitsbereich untersucht. Dabei treten keine unzumutbaren Schmerzen auf.

Durch das Sensitivierungsverfahren können auch die genannten neuronalen Verstärkungsmechanismen überprüft werden. Bei verschiedenen Schmerzkrankheiten (z.B. chronischer Rücken- und Neuropathieschmerz) fanden sich deutliche Änderungen der Schmerzempfindlichkeit. Diese neurophysiologischen Schmerzmessungen erweitern daher die Diagnostik von Schmerzkrankheiten und ergänzen die „schmerztopographischen" Untersuchungen beim Menschen (z.B. mit PET).

5. Psychologische Schmerzaspekte

Algogenes Psychosyndrom: Leichter, kurzdauernder und absehbarer Schmerz behindert im allgemeinen wenig. Schwerer, anhaltender und nicht absehbarer Schmerz und seine oft bedrohlichen Ursachen beeinflussen dagegen zwangsläufig Stimmung, Denken, Planen, Erleben und Verhalten. Chronischer Schmerz wird den Patienten daher zunehmend zermürben und zu Angst, Niedergeschlagenheit, körperlichen Beschwerden und schmerzbezogenen Verhaltensweisen führen. Es kann zum

Rückzug aus familiären, gesellschaftlichen und beruflichen Aktivitäten kommen, was den Schmerz noch verstärkt und Rehabilitation und Gesundung im Wege steht. Die sich so entwickelnde Persönlichkeitsänderung mit depressivem und reizbarem Affekt und Verlust an Interesse und Initiative wurde daher als „algogenes Psychosyndrom" gekennzeichnet. Nach Abklingen langdauernder schwerer Schmerzzustände (z.B. Rückbildung einer schmerzhaften Neuropathie) verschwinden dann allerdings auch die vermeintlichen „neurotischen" Züge des Patienten wieder, so daß es sich letztlich um psychische Reaktionen auf die Schmerzkrankheit oder allenfalls um unangemessenes Krankheitsverhalten gehandelt hat.

Lerntheoretische Schmerzhypothesen: Nach der Lerntheorie kann chronischer Schmerz durch „ungeeignetes" Schmerzverhalten verstärkt werden. Diese Vorstellung geht davon aus, daß letztlich jedes Schmerzverhalten positive oder negative Konsequenzen nach sich zieht (Abb. 6). Diese Verhaltensverstärkung kann dann zur Fortdauer des Schmerzerlebens trotz Beseitigung der Schmerzursache führen. Als mögliche Schmerzkonditionierungen wurden u.a. folgende Verhaltensketten diskutiert:

1. Schmerzverhalten wird unmittelbar verstärkt z.B. dadurch, daß Angehörige dem Patienten eine sonst vorenthaltene Anteilnahme nur bei Schmerzäußerung zukommen lassen. Schmerzverhalten und Anteilnahme stehen dann in unmittelbarem

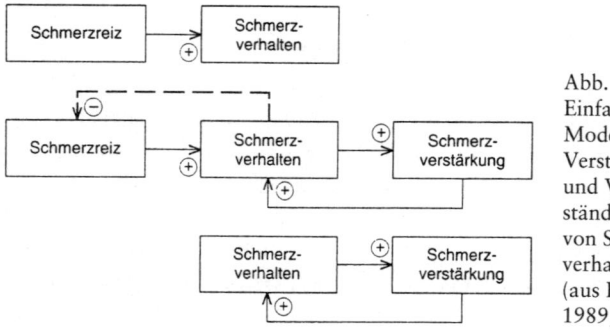

Abb. 6: Einfaches Modell der Verstärkung und Verselbständigung von Schmerzverhalten (aus Fields 1989)

Zusammenhang. Auch der Umgang von Ärzten und Pflegepersonal mit dem Patienten oder die Art der Schmerzmittelgabe können auf diese Weise schmerzverstärkend wirken.

2. Ungeeignetes Schmerzverhalten wird durch Behinderung oder Fehlen alternativer Verhaltensweisen gefördert. Es stellt dann gewissermaßen die „bessere" Alternative gegenüber dem Schmerzbewältigungsverhalten dar. Beispiele sind Schonhaltungen in der Rekonvaleszenz oder Rehabilitation. Auch Familienangehörige können das Vermeidungsverhalten verstärken, wenn sie mit dem Patienten in einem Ambivalenz- oder Rivalitätskonflikt stehen, ihn also in einem abhängigen oder schmerzbestimmten Zustand halten wollen. Schmerz kann dann für den Patienten ein sozial besser akzeptiertes Alibi bedeuten als andere, weniger tolerierte Defizite (z.b. „psychogene Störungen").

3. Unzureichende „Belohnung" (z.b. Nichtbeachtung) blokkiert alternative Verhaltensweisen, so daß das Schmerzverhalten indirekt verstärkt wird. Dieser Lerngeschichte werden die sog. „Pain prone patients" zugeordnet, deren Biographie durch ständige Leistungsdefizite und Versagenssituationen gekennzeichnet ist. Ihre soziale Anerkennung resultiert dann im Laufe der Zeit mehr aus dem vermeintlich schicksalhaften Unglück als aus den Ermutigungen, die eine aktive Lebensgestaltung erbringen könnte. Eine unmittelbare Bestätigung läßt sich dann nur durch die zunehmende Ausgestaltung leidensbetonter Verhaltensweisen erreichen, was die Umgebung wiederum veranlaßt, ihre Forderungen und Erwartungen noch weiter zurückzuschrauben.

Diese Schmerzmodelle stellen – trotz der eher beschränkten Erfolge ihrer therapeutischen Anwendungen – insoweit einen Fortschritt für das Verständnis sekundären Schmerzverhaltens dar, als sie die unmittelbaren Schmerzreaktionen in die gesamte Lebens- und Lerngeschichte eines Patienten einbinden.

Schmerz ohne periphere Schmerzquelle: Schmerz als Warnsignal scheint stets eine reale oder potentielle Verletzung oder Schädigung des Körpers vorauszusetzen. Es kommen aber eine Reihe schwerster Schmerzzustände vor, die ausschließlich auf einer Störung in den schmerzverarbeitenden Strukturen selbst beruhen, wie der Thalamusschmerz (vgl. Kapitel II. 4). Darüber hinaus kommen Schmerzen, manchmal sogar umrissene Schmerzsyndrome wie Gesichtsneuralgien, auch bei psychiatrischen Erkrankungen vor (vgl. Kapitel II. 6). Die psychophysischen Wechselwirkungen bei diesen Schmerzsyndromen sind im einzelnen noch wenig bekannt und teilweise kaum untersucht. Es erscheint möglich, daß gerade bei den Schmerzzuständen im Verlaufe psychiatrischer Erkrankungen auch spezielle Wechselwirkungen von Neurotransmittern (z.b. Opioiden) und Neurohormonen (z.B. CRH) für die Schmerzentstehung ausschlaggebend sind.

Psychisch ausgelöste Schmerzzustände: Bei chronischen Schmerzen ohne oder mit nur diskreten körperlichen Befunden wird oft allzu rasch eine „psychogene" Ursache vermutet. Als Warnung ist u.a. auf Schmerzsensitivierung und fern von der Schmerzquelle gelegene Schmerzausstrahlungen hinzuweisen. Die Annahme einer primär psychischen Erkrankung darf sich außerdem nicht allein auf fehlende oder nicht hinreichend eindeutige körperliche Befunde stützen, sondern es müssen auch die Schmerzmerkmale selbst sowie Vorgeschichte und Persönlichkeitsstruktur des Patienten erkennen lassen, daß Schmerz tatsächlich als Ausdruck einer intrapsychischen Konfliktverarbeitung („konversionsneurotischer Schmerz") verstanden werden darf. Als Hinweise auf eine funktionelle Störung wird häufig die fehlende Zuordenbarkeit des Schmerzes zu Organsystemen und Schmerzstrukturen gesehen. Psychogener Schmerz scheint eher der „intrapsychischen Vorstellung des Patienten" zu folgen. Die Schmerzschilderung bleibt oft vage, nach Lokalisation und Typus unbestimmt, „der ganze Körper schmerzt". Emotionale Schmerzanteile wie Angst, Depression und Rückzugstendenzen stehen im Vordergrund.

Psychodynamische Hypothesen: Psychodynamische Schmerzkonzepte berücksichtigen besonders kommunikative Strukturen. Schmerz wird als verschlüsselter Hilferuf, die Schmerzfixierung als Ausdruck des Zurückgewiesenwerdens verstanden. Der mit Schmerz verbundene Rückzug aus nicht zu bewältigenden Konflikten kann dabei narzißtische Tendenzen verstärken. Ein geringes Selbstwertgefühl der Patienten, rigide Triebabwehr und Neigung zu körperlichen Beschwerden („Somatisierungstendenz") ergänzen dann das Bild dieser chronischen Schmerzpatienten mit stets auffallend geringen Sozialkontakten. Auf diese Weise kann die Schmerzsymptomatik auch zur Entlastungs- und Alibi-Funktion für verfehlte, nicht realisierte Ziele werden. Die Biographie dieser Patienten scheint gleichermaßen durch häufige Schmerzphasen und Schicksalsschläge und eine „Schmerzverschlossenheit" mit schweren Kommunikationsproblemen in unterschiedlichsten Lebensbereichen gekennzeichnet zu sein. Fehlendes Konfliktbewußtsein und starre Abwehrhaltung erschweren zusätzlich die Entwicklung eines Vertrauensverhältnisses zum Arzt.

6. Zur Geschichte der Schmerzbewältigung

Die Verfügbarkeit wirksamer Schmerzbehandlungsformen einschließlich der Narkose bei operativen Eingriffen gehört wohl zu den wichtigsten Fortschritten der Neuzeit. Frühe Meilensteine der Anästhesie sind die operativen Eingriffe in Narkose mit Lachgas (Wells 1845), Äther (Jackson 1846) und Chloroform (Simpson 1847). Die profunde Bedeutung der gasförmigen Narkosemittel wurde lange Zeit nicht erkannt (obschon bei Medizinstudenten damals „Lachgas- oder Äther-Parties" beliebt waren). Auch der Ruhm des Begründers der Inhalationsnarkose war zwischen mehreren Beteiligten strittig, einige von ihnen starben verkannt und verarmt. Während eine Zahnextraktion unter der von Wells vorzeitig abgebrochenen Narkose unglücklich verlief und als „Humbug" betrachtet wurde, operierte Warren unter der von Jackson geleiteten Äther-Narkose nur ein Jahr später bei einem Patienten einen ausgedehnten Unterkiefertumor und führte später noch schwierigere Operationen sowie Extremitätenamputationen durch. Chloroform wurde anfänglich in der Durchtrittsphase der Geburt angewendet, was puritanische Kreise als sündhaften Eingriff in den gottgewollten Geburtsschmerz betrachteten. Andererseits wurde bereits 1853 bei Queen Victoria ein Kaiserschnitt in Inhalationsnarkose durchgeführt. Vor und nach der Jahrhundertwende wurden außerdem eine Reihe der heute noch verwendeten einfachen Analgetika bzw. deren Grundsubstanzen sowie Lokalanästhetika entdeckt und in die Schmerzbehandlung eingeführt, so Natriumsalicylicum (1875), Aspirin (1898), Phenacetin (1887), Pyramidon (1897), Novocain (1905).

Auch ein kontrollierter Einsatz stark wirksamer Schmerzmittel in der Medizin erfolgte erst etwa ab der Mitte des 19. Jahrhunderts, obschon der Apotheker Sertürner in Paderborn bereits 1806 den Hauptwirkstoff des Opiums extrahiert und Morphium genannt hatte. Der medizinischen Verwendung standen Fehleinschätzungen damaliger Autoritäten und ein extrem hoher Preis des Morphins entgegen. Rasch wurden auch Nebenalkaloide des Opiums entdeckt, so Codein (Pelletier 1833), Papaverin (Merck 1848), Laudanin (Hesse 1898) und andere. Die Herstellung synthetischer, morphinähnlicher Analgetika (z.B. Dolantin durch Erhart 1943) war dagegen erst ab den 40er Jahren dieses Jahrhunderts möglich. Die meisten nichtpharmakologischen Schmerzbehandlungsverfahren (z.B. Elektrostimulation, Nervenblockaden, neurochirurgische Eingriffe) sowie schmerzhemmende Medikamente, bei denen es sich nicht primär um Schmerzmittel handelt (z.B. Antikonvulsiva, Thymoleptika), sind Entwicklungen der letzten Dekaden. Obwohl somit wesentliche Entdeckungen für eine effektive Schmerzbehandlung schon in der zweiten Hälfte des vorigen Jahrhunderts gemacht worden waren, bahnte sich ein neurobiologisches Verständnis der Schmerzmechanismen erst in jüngster Zeit an. Wesentliche Schmerzbehandlungsverfahren waren der eigentlichen Schmerzforschung daher mehr als ein Jahrhundert vorausgeeilt.

Vor der „Neuzeit" der Schmerzbehandlung waren die Menschen dem Schmerz bei Krankheit sowie schwersten Verletzungen und Eingriffen nach Unfällen und in Kriegen letztlich hilflos ausgeliefert, auch wenn manchmal eine heroische Haltung alle Qualen vergessen zu machen schien. Bei Griechen und Römern war Opium, in praktisch allen Kulturkreisen Alkohol bekannt. Aus dem 15. Jahrhundert ist eine schmerzstillende Rezeptur mit Opium, Hyoscyamus, Mandragorenwurzel, Hemlock-Saft u.a. überliefert, die in einem Schwamm aufgekocht und dem Patienten vor der Operation in die Nase gesteckt wurde und zu Schlaf geführt haben soll. Solche Empfehlungen und auch der Opiumgebrauch hatten aber offenbar wenig Verbreitung, möglicherweise wegen der letztlich geringen Effektivität oder der häufigen Zwischenfälle bei fehlender Dosiskontrolle. Neuzeitliche Wirkungstests solcher Rezepturen lassen zudem auf häufige Placeboeffekte schließen. Vermutlich waren früher auch nichtbehandelbare Schmerzen eine wesentliche Ursache für exzessiven Alkoholgebrauch.

Die Geschichtsbücher berichten nur wenig über die individuellen Schicksale der Menschen in den Jahrhunderten ohne effektive Schmerzmittel. Erst mit dem ausgehenden Mittelalter und der Renaissance beginnen sich Schmerz und Leid auch in der darstellenden Kunst zu artikulieren, in den realistischen Darstellungen des Gekreuzigten, des Schmerzenmannes, der Folterprozeduren, der Märtyrer. Eine merkwürdige Distanzierung und Abstraktion des körperlichen und seelischen, individuellen und symbolhaften Schmerzes findet sich im Geißelungsbild des Piero della Francesca (1450). Der um den Tod des Sohnes trauernde Vater und die Geißelungsszene sind in einer eigentümlich emotionslosen Atmosphäre dargestellt, der Schmerz gewissermaßen dem individuellen Schicksal entrückt und auf eine metaphysische Ebene gehoben. Aber es gibt auch Quellen – etwa ab der Zeit der Spätgotik – die Schmerz und Qualen des einzelnen Menschen auf ganz unmittelbare, realistische und nahe Weise abbilden. Es sind die Stifter- und Votivtafeln. Die Medizingeschichte läßt allerdings bis auf den heutigen Tag wenig Interesse an diesen Dokumentationen erkennen. Unvorstellbar scheinen uns aus heutiger Sicht vor allem die waghalsigen Eingriffe ohne Narkose oder Betäubung. Bei dem sehr häufigen Blasensteinleiden erfolgte der „Blasenstich" meist vom Damm her. Der Schnitt oberhalb der Schambeinfuge mit einem erweiterten Instrumentarium bürgerte sich erst später ein. Bei offenen Bauchverletzungen wurde die Bauchdeckennaht „mit bloßen Händen", nicht anders als eine Textilnaht, durchgeführt. Die im Sitzen und in voller Bekleidung stattfindende Geburt erforderte bei blockiertem Durchtritt des kindlichen Kopfes durch das Becken die „Kindszerstückelung". Bei dem von herumziehenden Starstechern praktizierten „Starstich" wurde die Linse mit einer Nadel, die dann in die vordere Augenkammer niedergedrückt und in dieser Stellung „drei Vater-unser lang" festgehalten werden mußte, luxiert, sofern nicht die Linse durch einen Hornhautschnitt (wie von Goethe geschildert) extrahiert wurde. Auch Beinamputationen, die neben Verletzungen nicht selten wegen des „Antoniusfeuers" (Secale cornutum- bzw. Mutterkornvergiftung bei unabgelagertem Getreide in Notzeiten) oder bei Knochen-Tuberkulose notwendig waren, erfolgten letztlich ohne Schmerzlinderung. Darüber hinaus wurden Eingriffe, die ein sorgfältiges, langdauerndes Vorgehen erfordert hätten, wie die Resektion der weiblichen Brust bei Geschwulsterkrankungen, wegen fehlender Schmerzlinderung in größter Hast getätigt. Die Schriftstellerin Fanny Burney machte 1811 in Paris eine Brustamputation durch. Zur Vorbereitung hatte sie etwas Rotwein, möglicherweise mit Laudanum, erhalten. Sie erlebte die Operation bei Bewußtsein. Der Chirurg und sechs schwarz gekleidete Männer, die sie festhalten sollten, versetzten sie in wortlosen Schrecken. Der Kopf wurde mit einem Handtuch fixiert, durch das hindurch sie das Vorgehen des Chirurgen beobachten konnte. Sie schildert, wie das Messer in ihre Brust schnitt und erinnert sich an den Luftzug auf die offene Wunde und das wiederholte Anstoßen des Operationsmessers auf dem Brustbein – „eine qualvolle Agonie", wie sie schreibt. Eine Votivtafel von Oppenberg (1868) schildert die Brustamputation einer Gastwirtin. Bei der Patientin wurde bereits eine Inhalationsnarkose eingesetzt, deren Betäubung aber versagte. Als die Patientin in ihrem Schmerz die Gottesmutter anrief, so schildert die Tafel, verschwanden ihre Schmerzen augenblicklich, und sie erlebte den Ablauf der Operation bei vollem Bewußtsein und in tiefer Ruhe, so daß die drei zum Festhalten der Kranken bestimmten Männer nicht benötigt wurden. Der Bericht vermittelt somit nicht nur Schmerz, Leid und Not der Menschen vor der Ära der Schmerzbehandlung, sondern er zeigt auch Versuche ihrer Schmerzbewältigung, die aber meist wohl weniger effektiv als im geschilderten Fall gewesen sein mochten.

Dem Schmerz ausgeliefert waren die Menschen auch durch das Fehlen einer raschen Versorgung nach schweren Verletzungen oder gar auf dem Schlachtfeld. Noch von den Feldlazaretten Friedrichs des Großen werden chaotische und trostlose Zustände geschildert, in denen der einfache Soldat an Wundinfektionen und Cholera dahinsiechte und starb. Auf den Schlachtfeldern selbst verendeten Mensch und Tier ohne Hilfe. Ein unerträglicher Verwesungsgeruch überzog das langsame Sterben.

Die Botschaft auf den alten Votivtafeln war dicht und einfach und stellte drei Interaktionskreise dar: Den Betroffenen, das Schmerzereignis („Life-Event") und das Symbol seiner Bewältigung. Das Symbol sollte zeigen, daß kein Schmerz sinnlos sei, auch dann, wenn er nicht gelindert werden konnte. Der individuelle Schmerz wurde aufgefangen im Schmerz und Leid der Vorbilder und in der von ihnen vermittelten Heilsgewißheit. Schmerz wurde verstanden als eine „innere Kreuzigung". Aus heutiger Perspektive ist diese Leidensmystik kaum noch nachvollziehbar – obschon sie uns vielleicht noch in manchen alten Kunstwerken wie in der „unendlich sanften Trauer" einiger Kantaten und Passionen von J. S. Bach (wie ein Kommentar zum Kantatenwerk vermerkt) oder bei dem an die Geißelsäule geketteten „Wies-Heiland" inmitten eines heiteren Barockhimmels noch anrühren mag.

Das heutige Schmerzverständnis scheint den damaligen Bewältigungsstrategien ähnlich diametral entgegengesetzt wie die gewandelten Auffassungen über Tod und Sterben. Die alten Symbole werden nicht mehr verstanden oder als überflüssig angesehen. Aber auch die Neuzeit vermochte weder die kollektiven Tragödien selbst zu verhindern noch allen Betroffenen die mögliche Schmerzlinderung zukommen zu lassen. Für sehr viele Menschen ist auch heute eine adäquate Schmerz-therapie nicht gewährleistet. In den notarztversorgten Regionen kann der Patient zwar von einer raschen Behandlung aller schweren Schmerzformen ausgehen, schon weniger sicher kann er sich aber über sein weiteres Schicksal auf der Intensivstation, z.B. nach einer Reanimation, sein. Der Patient kann hier Qualen ausgesetzt sein, deren Dauer und Ende großenteils durch nichtärztliche Meinungsbildung bestimmt werden. Schon der Stoiker Dionysos von Herakleon soll allerdings nach einigen Nierenkoliken seine Lehre zur Wirksamkeit kognitiver Schmerzkontrolle öffentlich widerrufen haben.

Gewiß scheint nur, daß das universelle Erklärungsmodell früherer Jahrhunderte, in dem auch Schmerz und seine Bewältigung ihren Sinn gefunden hatten, heute meist nicht mehr akzeptiert wird. Es sind viele Ebenen, viele Facetten, „viele Stimmen" geworden (Morris 1991), die dem heutigen Menschen über die medizinischen Maßnahmen hinaus helfen können, auf seinen Schmerz, seine Schmerzkrankheit, Antworten zu finden. Vielleicht noch mehr als früher ist der Schmerz-kranke dabei auf die mitmenschliche Anteilnahme und Hilfe angewiesen. Der Kranke, vor allem der chronisch Schmerz-kranke selbst, kann sich aus dieser Beziehung heraus dem Sog zum Verstummen, zum Rückzug, zum Verlust aller Umweltbezüge widersetzen, die Umgebung des Kranken kann durch ihre Anteilnahme eine neue, „ethische Dimension" des Schmerzes finden. Das eigene, scheinbar nutzlose Leiden gewinnt seinen Sinn, wenn es zum Anlaß für eine teilnahms- oder mitleidsvolle Antwort der Umgebung wird.

II. Schmerzzustände des Nervensystems

1. Kopfschmerz und Migräne

Migräne ist der häufigste Kopfschmerz und umfaßt zugleich die Merkmale des akuten, anfallsartigen Schmerzes und der wiederkehrenden, chronischen Schmerzkrankheit. Migräne reicht vom „einfachen" Halbseitenkopfschmerz (Hemikranie) bis zu einem facettenreichen Krankheitsbild mit zerebralen Funktionsstörungen wie sensorische Reizerscheinungen (Flimmerskotome) oder komplexe psychische Beeinträchtigungen (Emotions- und Bewußtseinsänderungen). Entsprechend wird Migräne ohne Aura und Migräne mit Aura unterschieden. Der wechselnde Verlauf mit Spontanbesserungen verführt nicht selten zur Überschätzung von Suggestiv- oder Placebowirkungen. Abzugrenzen sind andere eigenständige Kopfschmerzformen sowie Kopfschmerzen bei vielfältigen Grunderkrankungen, bei denen bestimmte Warnsymptome zu beachten sind.

Migräne-Beschwerdebild: Als Leitsymptome gelten der Halbseitenkopfschmerz (Hemikranie) mit vegetativen Reaktionen (besonders Übelkeit, Brechreiz und Erbrechen) sowie stundenlanger, an- und abklingender Verlauf mit Schmerzgipfel oder Schmerzplateau. Zahlreiche Beschwerde- und Verlaufsvarianten, mit denen fast die gesamte Tastatur zentralnervöser Funktionsstörungen abgegriffen wird, lassen die Migränekrankheit als alles andere denn eine einfache Schmerzkrankheit erscheinen. Die Beschwerden variieren bei verschiedenen Patienten und bei unterschiedlichen Anfällen des gleichen Patienten. Manche Symptome treten sogar isoliert, ohne Kopfschmerz, auf („Migräneäquivalente").

Der Migränekopfschmerz selbst wird als heftiger, eher tief sitzender, stets halbseitiger Schmerz von dumpfer, drückend-bohrender, von stechender, ziehend-reißender oder von hämmernder, pochend-klopfender Qualität beschrieben. Der Schmerz kann in der Stirn-Schläfen-Region, hinter Auge und

Ohr, aber auch in anderen Schädel- oder Gesichtsregionen beginnen und breitet sich dann auf die ganze Schädelhälfte aus. Das Schmerzmaximum wird in einer oder mehreren Stunden erreicht. Häufig ist ein allmähliches Abklingen. Auch Schlaf oder gesteigerte Aktivität können einen Anfall beenden. Manchmal besteht halbseitige Schmerzdominanz mit Übergreifen auf die Gegenseite. Stets seitengleiche Hemikranien erfordern den Ausschluß einer Grunderkrankung, z.B. einer Gefäßmißbildung.

Zur einfachen Migräne oder Migräne ohne Aura gehören die oft schweren vegetativen Beschwerden wie Übelkeit, Speichelfluß, Würgen, Brechreiz und Erbrechen. Dem Patienten ist „sterbensschlecht". Er wirkt manchmal schwer krank, blaß, eingefallen. Manche Patienten leiden an Kreislaufstörungen mit Unsicherheits- und Benommenheitsgefühl, selten Ohnmachten. Der Rückzug der Patienten mit Licht- und Geräuschüberempfindlichkeit („Photophobie, Phonophobie") und gelegentlich gereiztem Verhalten erschweren der Umgebung das Verständnis für den Kranken.

Die Aura (bei Migräne mit Aura) ist jenes Begleitphänomen, das dem Arzt gewissermaßen ein Fenster zu den zerebralen Funktionsstörungen bei Migräne eröffnet und dem Betroffenen selbst zuweilen einen Blick in eine fremde oder phantastische Wahrnehmungswelt gewährt. Aura bedeutet „Windhauch", eine „angeflogene Wahrnehmung", eine Trugwahrnehmung ohne Wahrnehmungsobjekt, eine Art „halluzinatorisches Erleben" – jedoch bei erhaltener Krankheitseinsicht. Auren sind manchmal Ausdruck einer umschriebenen abnormen Hirnaktivität. Sie kommen auch bei epileptischen, toxischen, entzündlichen und anderen Prozessen vor. In diesen Fällen setzt eine zerebrale Störung Erlebens- und Verhaltensbruchstücke frei, die von einfachen Wahrnehmungsmustern bis zu komplexen bildhaften und sprachlichen Strukturen reichen (Dreamy state, intellektuelle Aura).

Am häufigsten kommen visuelle Auren vor. Phosphene sind glitzernde, schimmernde, hell leuchtende Punkte, Sterne, Wellen, Blitze, die das Gesichtsfeld oder eine Gesichtsfeldhälfte wie ein Funkensprühen überziehen, gelegentlich auch hin- und herwandern. Die Patienten vergleichen sie oft mit dem gleißenden Gegenlicht der Sonne auf einem See oder auf Wasserwellen. Sie hinterlassen meist ein Blendungsgefühl.

Hildegard von Bingen (1098–1180) beschrieb ein solches Flimmerskotom wie folgt: „Ich sah einen herrlichen, wunderbaren Stern, dann eine unübersehbare Menge fallender Sterne, denen der Stern nach Süden folgte. Plötzlich waren alle ausgelöscht, verwandelt in schwarze Kohle, in den Abgrund geschleudert, so daß ich nicht mehr sehen konnte." (Abb. 7) Manche Phosphene sind strukturiert, so daß sie an Festungswälle („Fortifikationsspektren"), Mäander-, Gitter- oder Wabenmuster erinnern. Diese komplexen Phänomene (Migräneskotome) breiten sich meist bogen- oder hufeisenförmig von einem Zentrum zur Peripherie hin aus. Die gezackten Ränder können in den Spektralfarben aufleuchten (Abb. 8).

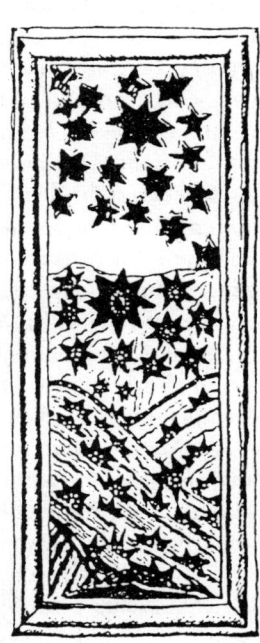

Abb. 7: Migräne-Aura (Hildegard von Bingen, 1098–1180)

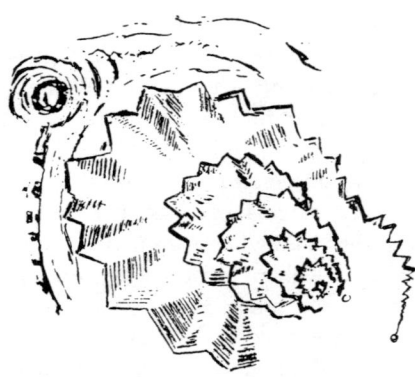

Abb. 8: Ausbreitung
eines Migräne-Skotoms
(modifiziert nach
Gowers 1904)

Dem Flimmerskotom folgt häufig eine fleckförmige Blindheit (negatives Skotom), die der Patient als Lücken im gelesenen Text oder betrachteter Gegenstände bemerkt.

Komplexe Auren beinhalten Alltags- oder Traumerlebnisse, Zoom-Effekte, Mikropsien und Makropsien (Kleinersehen bzw. Größersehen der Gegenstände). Auch „Mosaikillusionen" wurden berichtet, bei denen sich der Wahrnehmungsprozeß des Sehens umzukehren scheint und die strukturierte Wahrnehmung wieder in ihre vorangehenden „Verarbeitungsstufen" zerfällt. Das betrachtete Bild oszilliert gewissermaßen zwischen verschiedenen Verarbeitungsstufen hin und her. Die klaren Konturen zerfallen in schemenhafte Umrisse, mosaik- und punktförmige Elemente und umgekehrt (Abb. 9). Ähnlich wie bei hirnorganischen Anfällen können auch Änderungen der Vertrautheit (déja vu), der Verfremdung (jamais vu), Zeitraffer- und Zeitdehnungs-Effekte, Depersonalisation und Derealisation vorkommen. Insoweit können auch Migräneauren geegentlich überirdischen, mystischen Charakter gewinnen.

Als *Migräne mit prolongierter Aura* (früher Complicated migraine oder hemiplegische Migräne) werden länger als 60 Minuten, aber kürzer als eine Woche dauernde Aurasymptome bezeichnet. Dabei kommen vorübergehende neurologische Ausfälle wie Augenmuskel- und Halbseitenlähmungen, Gleichgewichts- und Sprachstörungen vor. Diese bilden sich nach Stunden oder Tagen wieder vollständig zurück.

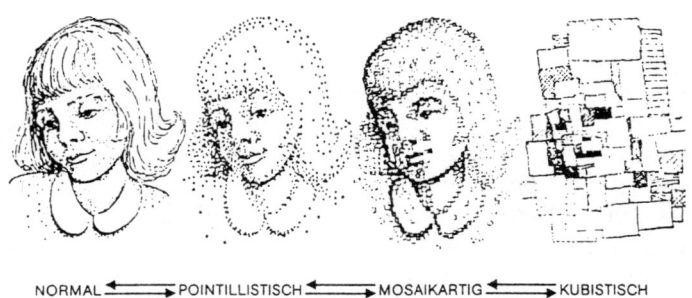

NORMAL ◄══════► POINTILLISTISCH ◄══════► MOSAIKARTIG ◄══════► KUBISTISCH

Abb. 9: Oszillierende visuelle „Verarbeitungsstufen" bei einer Migräne-Aura (nach Sacks 1994)

Beim seltenen *Migräneinfarkt* sind die neurologischen Ausfälle aber auch nach einer Woche nicht zurückgebildet. Als *Migränestatus* wird der besonders hartnäckige und langanhaltende, oft mehr als eine Woche dauernde einfache Migränekopfschmerz verstanden, der allerdings häufig Ausdruck zusätzlicher Kopfschmerzformen ist. Als Gefäß- oder Organvarianten werden gelegentlich noch eine basiläre, zervikale, meningeale, kardiale, abdominelle und menstruelle Migräne herausgehoben. Eine weitere seltene Sonderform ist die ophtalmoplegische Migräne. Auslöse- oder Triggerfaktoren für den Migräneanfall spielen eine unterschiedliche Rolle. Als Triggerfaktoren werden z.B. diskutiert Hormone (Menstruation, Eisprung, Pille), einige Nahrungsmittel und Medikamente (Rotwein, Schokolade, Calcium-Antagonisten), Umweltfaktoren (Lärm, verqualmte Räume, vielfach vermutet, aber wenig belegt, Föhn und Wetterwechsel), Belastungen (Streß und Konflikte) und Biorhythmen (Schlaf-Wach-Rhythmus). Patienten, die sich solcher Einflüsse sicher sind, sollten diese oder zumindest Mehrfachbelastungen, soweit möglich, meiden. Das zuweilen bemerkenswerte Erscheinungsbild der Migräneauren darf nicht darüber hinwegtäuschen, daß der Migräneanfall als solcher den Patienten schwer beeinträchtigen kann und die Migränekrankheit häufig eine jahrelange Schmerzkrankheit bedeutet und oft erst im Alter abklingt. Obwohl durch die Behandlung deutliche Symptom- und Verlaufsbesserungen möglich sind, verlangt dieser Sachverhalt von Arzt und Patient eine gewisse Aufrichtigkeit, um sich nicht in irrationale Therapieversuche zu flüchten oder zu resignieren (Behandlungshinweise s. Kapitel IV).

Abgrenzungen zu anderen Kopfschmerzformen: Als andere anfallsweise auftretende Halbseitenkopfschmerzen kommen Clusterkopfschmerz und chronische paroxysmale Hemikranie, als diffuse Kopfschmerzformen Spannungskopfschmerz und verschiedene Varianten vor. Während es sich bei diesen „primären" Kopfschmerzkrankheiten um vorübergehende Funktionsstörungen handelt (aber letztlich keine Gehirnkrankheit vorliegt), weisen die „sekundären" oder symptomatischen Kopfschmerzformen auf eine eigenständige Gehirnerkrankung oder eine Beteiligung des Gehirns bei körperlichen Allgemeinerkrankungen hin und müssen daher als solche erkannt und abgeklärt werden (Tab. 1). Dem Arzt fällt bei der Einordnung der Kopfschmerzen daher die wichtige Aufgabe zu, notwendige und auch eingreifende Untersuchungen sofort zu veranlassen, überflüssige Untersuchungen dagegen zu vermeiden. Die Abgrenzung von Kopfschmerzen muß in der Regel durch den Neurologen erfolgen.

Tabelle 1: Warnzeichen für „symptomatischen Kopfschmerz"

Abrupt-schlagartiger „Innenkopfschmerz"
Kopfschmerz mit zunehmender Intensivierung
Ununterbrochener Dauerkopfschmerz
Alle erstmaligen, ungewohnten Kopfschmerzen beim älteren Menschen
Gleichbleibend einseitiger Kopfschmerz
Neurologische und psychische Begleitbeschwerden, Erbrechen
    (außer bei Migräne), Hirnleistungsstörungen

Clusterkopfschmerz ist durch einseitige Kopfschmerzattakken mit gleichseitigen heftigen vegetativen Symptomen (Tränenfluß, Augenrötung, Nasenfluß und Nasenverstopfung, Gesichtsschwitzen, Horner-Syndrom) und überwiegendes Vorkommen bei Männern gekennzeichnet. Die zwischen 15 Minuten bis drei Stunden dauernden Attacken können täglich mehrfach auftreten. Charakteristisch für den episodischen Clusterkopfschmerz sind attackenfreie Intervalle, „Übergänge zur Clustermigräne" kommen vor. Gelegentlich sind Prozesse an der Schädelbasis abzugrenzen.

Die *chronische paroxysmale Hemikranie* ist ein sehr seltener einseitiger Kopf- und Gesichtsschmerz mit neuralgischem Charakter (vgl. Kapitel II. 2).

Der *Spannungskopfschmerz* und seine Varianten sind dagegen häufig und durch beidseitige, eher diffuse und dumpf-drückende Kopfschmerzen charakterisiert. Die Schmerzstärke ist eher mittelgradig. Patienten schildern den Druck als von außen („Schraubstock") oder von innen kommend („aufgeblasener Ball"). Sie sind allgemein beeinträchtigt, benommen, unkonzentriert, leistungsunfähig. Vegetative Symptome, insbesondere Übelkeit und Erbrechen, fehlen dagegen. Der Kopfschmerz wird oft durch Belastungen ausgelöst und erfährt im Laufe des Tages zuweilen eine Besserung. Der episodische Spannungskopfschmerz mit ein bis zwei Tagen Dauer wird vom chronischen Kopfschmerz mit einer Häufigkeit von mehr als 15 Tagen im Monat oder mehr als der Hälfte des Jahres unterschieden. Die Ursache des Spannungskopfschmerzes ist noch kaum geklärt. Psychophysische Überforderung und ein „Versagen des nozizeptiven Systems" werden diskutiert. Depressive Verstimmungen spielen nicht selten eine Rolle. Ein medikamentenbedingter Kopfschmerz (insbesondere Ergotamin und Kopfschmerzmittel) muß beim Dauerkopfschmerz abgegrenzt werden. Schon die monatliche Einnahme von 10–15 Einzeldosen eines einfachen Analgeticums (z.B. Aspirin, Paracetamol) kann diese Kopfschmerzen hervorrufen. Der Schmerzmittelmißbrauch hat sich oft aus einer lange dauernden Kopfschmerzform, wie Migräne bzw. Spannungskopfschmerz, oder aus Kopfschmerzen nach Schädelhirnverletzungen oder HWS-Schleudertraumen entwickelt. Der Rebound-Kopfschmerz vom Migränetyp ist möglicherweise ein Ergotamin-Defizit nach Anfallsbehandlung.

Symptomatische Kopfschmerzen sind bei unterschiedlichsten Gehirnerkrankungen möglich, so bei Schlaganfall, Blutungen im Schädelinnenraum, Subarachnoidalblutung, Venenthrombosen und entzündlichen Gefäßstörungen, bei raumfordernden Prozessen (Hirntumor, Störungen der Nervenwasserzirkulation in den Hirnkammern) und bei entzündlichen Hirnhaut- und Hirnerkrankungen (Meningitis, Meningoencephalitis). Einige dieser Schmerzzustände sind außerordentlich dramatisch und lebensbedrohlich und erfordern sofortiges Eingreifen, z.B. der schlagartige, unerträglich heftige Schmerz der Subarachnoidalblutung und der ebenso dramatische Schmerz einer akuten Druckerhöhung im Schädelinnenraum (Hirndruck, akuter Verschluß-Hydrocephalus bei Ventilzysten). Der zervikogene Kopfschmerz – häufig vom Orthopäden diagnostiziert – wird durch HWS-Bewegungen (z.B. Kopfdrehung) provoziert und ist stets einseitig. Die Kopfschmerzformen bei Allgemeinerkrankungen mit Beteiligung des Gehirns sind von sehr unterschiedlicher Charakteristik und reichen von mehr chronischrezidivierenden Schmerzformen (z.B. toxische, metabolische und hormonelle Störungen) bis zu akuten Kopfschmerzattacken (z.B. Hirnschwellung bei Bluthochdruckkrise). Schließlich ist eine Vielzahl von Erkrankungen im Augen-, Hals-Nasen-Ohren-, Zahn- und Kieferbereich sowie bei HWS- und Kopfgelenksstörungen mit Kopfschmerzen verbunden, so daß nicht eindeutig zuordenbare Kopfschmerzen auch vom entsprechenden Facharzt abgeklärt werden müssen. Die richtige Einordnung der vielfältigen Kopfschmerzformen sollte heute stets mit Hilfe der IHS-Klassifikation erfolgen (International Headache Society).

2. Gesichtsschmerz und Trigeminusneuralgie

Die Trigeminusneuralgie ist der häufigste Gesichtsschmerz und gewissermaßen der Prototyp des neuralgischen Nervenschmerzes. Er gehört mit seinem urplötzlichen, messerstichartigen Schmerz, der den Patienten oft auch sichtbar zusammenzucken läßt („Tic-Douloureux"), zu den schlimmsten akuten Schmerzformen. Die Dramatik dieses heftigsten Neuralgieschmerzes ist insoweit verständlich, als der Trigeminusnerv mit seinen Verzweigungen alle Empfindungen von Gesicht, Sinnesorganen (ohne die Sinneswahrnehmungen selbst), Nase, Rachen, Mundhöhle, Nebenhöhlen sowie Hirnhäuten aufnimmt und über sehr kurze Wege zum Gehirn leitet. Die Neuralgieattacke schlägt also wie ein Blitz in das Geäst eines Baumes ein. Andere Gesichtsneuralgien sind selten. Sonstige Gesichtsschmerzen haben vielfältige Ursachen (z.B. auf Augen-, Hals-Nasen-Ohren- und zahnärztlichem Fachgebiet). In der Behandlung der Trigeminusneuralgie konnten in neuerer Zeit wesentliche Fortschritte erzielt werden.

Trigeminusneuralgie-Beschwerdebild: Das schlagartige Einsetzen und die Heftigkeit der Schmerzattacke bei Trigeminusneuralgie (von den Patienten oft als Messerstich oder „glühendes Eisen" im Gesicht beschrieben) macht diese Schmerzform für den Patienten besonders zermürbend. Der Vergleich mit einem Blitzschlag wird auch durch die sekundenkurze Dauer der einzelnen Schmerzattacke nahegelegt. Sogar Serien von Schmerzattacken können aufeinanderfolgen, die – unbehandelt – den Patienten an den Rand des Suicids bringen können. Ein Dauerschmerz fehlt (oder würde auf andere Ursachen hinwiesen). Die Trigeminusneuralgie tritt typischerweise einseitig und vorwiegend in einem der drei Nervenäste der Stirn-, Ober- oder Unterkieferetage des Gesichts auf. Am häufigsten kommt sie ausschließlich im zweiten Ast (Oberkieferetage) vor, etwa halb so häufig ausschließlich im dritten Ast (Unterkieferetage), wogegen der Stirnast alleine nur selten betroffen ist. Kombinationsneuralgien betreffen meist den zweiten und dritten Ast, weit weniger häufig den ersten und zweiten Ast. Doppelseitige Trigeminusneuralgien kommen nur ausnahmsweise vor. Der Neuralgieschmerz ergreift also vor allem Wange, Oberlippe, Oberkiefer oder/und Unterkiefer, Unterlippe, Kinn.

Eine besonders „hinterhältige" Verstärkung der Schmerzqualen stellt die Auslösbarkeit der neuralgischen Attacken durch oft banale, zuweilen praktisch unvermeidliche Reize und Berührungsorte dar (Triggerzonen). Der Schmerz wird dabei durch geringste Berührungen im Gesicht, durch Waschen, Zähneputzen, Rasieren, einen Windstoß oder mimische

Bewegungen, Sprechen und Kauen, ausgelöst. Die Patienten meiden Bewegungen, Erschütterungen, manchmal sogar Sprechen und Essen, wie etwa ein Patient, der sich beim Arzt nur noch durch schriftliche Mitteilungen verständigen konnte. Die Trigeminusneuralgie – wegen nicht faßbarer Ursachen früher „idiopathische" Trigeminusneuralgie genannt – ist eine Erkrankung des späteren Lebensalters. Dies läßt vermuten, daß alterungsbedingte Faktoren oder eine Kumulation langdauernder unterschwelliger Störungen des Nervs und seiner unmittelbaren Umgebung eine Rolle spielen. Bei idiopathischer Trigeminusneuralgie ist der neurologische Befund normal, allerdings treten nach bestimmten operativen Eingriffen gelegentlich Empfindungsstörungen oder die „schmerzhafte Empfindungslosigkeit" auf (vgl. Kapitel III. 6).

Die *symptomatische Trigeminusneuralgie* ist durch einen Krankheitsprozeß des Nervs selbst oder seiner Umgebung verursacht, der rasch erkannt und behandelt werden muß. Als Verdachtsmomente für eine symptomatische Trigeminusneuralgie gelten deren Auftreten bei jüngeren Patienten, eine Lokalisation im Stirnast sowie atypische oder anfallsintervalläre und andauernde Schmerzen und neurologische Ausfälle. Die Ursachen reichen von Tumoren (Abb. 10) und Verletzungen im Gesichts- und Schädelbasisbereich (z.B. Nebenhöhlen und Kiefergelenk) über entzündliche Prozesse (z.B. Multiple Sklerose) bis zu seltenen Gefäß- oder Hirnstammfehlbildungen (z.B. Angiome, Aneurysmen, Syringomyelie).

Ein Dispositionsfaktor für eine spätere Trigeminusneuralgie kann eine sog. Arteria trigemina primitiva sein, d.h. ein entwicklungsgeschichtlich nicht zurückgebildetes „atavistisches" Gefäß, das durch seine enge Beziehung zum Trigeminusnerv über die Pulswellen den Nerven selbst zu abnormen elektrischen Entladungen veranlaßt und damit eine symptomatische Trigeminusneuralgie auslöst. Dieser abnorme Gefäß-Nerv-Kontakt, der häufiger durch degenerative Gefäßveränderungen entstehen kann, läßt sich heute durch eine mikrovaskuläre Operation beseitigen („Unterfütterungs-Operation", vgl. Kapitel IV. 5).

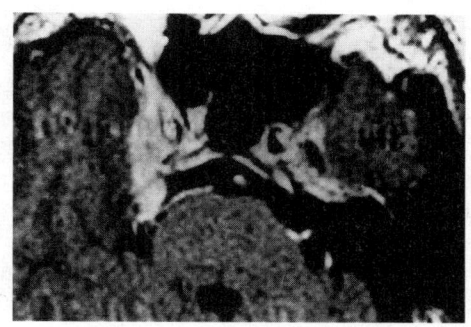

Abb. 10: Symptomatische Trigeminusneuralgie bei Kompression des Ganglion Gasseri des N. trigeminus durch einen parasellären Tumor. Behandlung mit „Gamma-Knife". (MR-Bilder freundlicherweise zur Verfügung gestellt von Frau Dr. Auer, MPI für Psychiatrie, München.

Abgrenzungen zu anderen Neuralgie- und Gesichtsschmerz-formen: Andere Gesichtsneuralgien sind selten (Tab. 2), am relativ häufigsten kommt die sog. „Glossopharyngeus-Neuralgie" vor. Es handelt sich um die eine Etage tiefer gelegene Gesichtsneuralgie, die von Rachen, Schlund, Zungengrund und Mandelregion ausgeht und zu Ohr und Gehörgang ausstrahlen kann, so daß als Varianten eine Ohr- und Gehörgangs-form unterschieden werden. Auch diese Neuralgie ist meist einseitig und führt zu blitz- oder messerstichartigen Schmerzattacken, ähnlich der Trigeminusneuralgie.

Tabelle 2: Gesichtsneuralgien und seltene/anderweitige Gesichtsschmerzformen

---

Trigeminusneuralgie
Glossopharyngeus-Neuralgie
Nasociliaris-Neuralgie (Charlin's Neuralgie),
Variante Sluder's Neuralgie,
Intermedius-Neuralgie (Hunt's Neuralgie)
Laryngeus-superior-Neuralgie („Kehlkopfneuralgie")
Auriculotemporalis-Neuralgie (Neuralgie mit geschmacksinduziertem
  Gesichtsschwitzen)
Temporomandibulargelenk-Syndrom (TMS) und analoge, Costen-
  Syndrom, Mandibulargelenks-Neuralgie, Myofaciales Schmerzsyndrom
Atypischer Gesichtsschmerz

Der Glossopharyngeus-Nerv variiert stark in seinem Verlauf und ist über sympathische Gesichtsnerven und den Vagusnerv mit Halsschlagader und Herz verflochten („Anastomosen"), so daß diese Neuralgie auch zu Herzschlagverlangsamung (Bradykardie), Blutdrucksenkung oder sogar kreislaufbedingten Sturzanfällen (Synkopen) führen kann. Die Triggermechanismen durch Essen, Schlucken und Schluckreflex sind extrem belastend. Nachts können Schmerzattacken durch das Abfließen von Speichel in den Schlund ausgelöst werden, beim Schlucken müssen die Patienten den Kopf zuweilen zur Gegenseite gekippt halten oder getrauen sich kaum noch, etwas zu sich zu nehmen. Eine lokale Betäubung kann das Triggern verhindern (und damit auch die Diagnose sichern).

Der atypische Gesichtsschmerz ist – besonders bei Frauen im mittleren Lebensalter – ein ebenfalls häufiges Schmerzbild, das gewissermaßen ein Pendant zum Spannungskopfschmerz darstellt. Voreilige Eingriffe (Zahnextraktion, Nebenhöhlenfensterung etc.) sollten vermieden werden.

Symptomatische Formen bei entzündlichen, aber auch raumfordernden Prozessen im Bereich von Rachen, Schlund und Mandelregion, des Halses und der hinteren Schädelgrube kommen vor. Weitere (teils seltene) Gesichtsneuralgien sind in Tabelle 2 aufgeführt.

3. Nervenschmerz und periphere Schmerzsyndrome

Nervenschmerzen sind Folge von Irritationen der Nerven selbst in ihrem Verlauf zwischen peripheren Wahrnehmungs- oder Erfolgsorganen und dem zentralen Nervensystem (d.h. Hirnstamm und Rückenmark). Während Schmerz normalerweise in den Organen oder deren Schmerzrezeptoren zustandekommt, entsteht der Nervenschmerz im Nerv selbst. Die Nervenstörung führt zu abnormen Erregungen, die als Schmerzsignale zum zentralen Nervensystem geschickt werden und zu Schmerzen mit eigenständiger Charakteristik führen. Manche dieser Schmerzformen sind wegen der Betroffenheit von Schmerzfasern oder wegen der „Nähe" zum

Zentralnervensystem besonders heftig und unerträglich, so z.B. der tiefsitzende Brennschmerz oder der Gesichtsneuralgieschmerz. Zum Typus des Nervenschmerzes tragen verschiedene Mechanismen bei, so z.b. die Unterbrechung der normalen Signalübermittlung in Nerven, die Bildung von „Kurzschlüssen" zwischen verschiedenartigen Nervenfasern und die Betroffenheit unterschiedlicher Schmerzfasertypen. Nervenschmerzen weisen daher ein breites Beschwerdespektrum auf, das von quälenden Mißempfindungen bis zum Neuralgieschmerz reicht.

Entstehung und Formen von Nervenschmerzen: Der Nervenschmerz ist nicht durch die Nervenschädigung selbst, sondern durch das Auftreten von abnormen Erregungen in den Verletzungszonen der Nerven bedingt. Die reine Leitungsfunktion des Nervs wandelt sich also teilweise in eine Erregungsfunktion mit rhythmischen Entladungen um – wie sie normalerweise nur in den Rezeptorstrukturen des Nerven vorkommen.

Geschädigte Nerven entwickeln somit außerhalb der Rezeptorregion, an den sog. „ektopischen" Nervenabschnitten, eine elektrische Schrittmacherfunktion. Diese ektopischen Schrittmacher speisen dann ständig abnorme Erregungen in den Nerv ein, die die Ansprechbarkeit des Nervs für nichtschmerzhafte Reize erhöhen (schmerzhafte Überempfindlichkeit), aber auch direkt Schmerzen auslösen. Ektopische Erregungszentren bilden sich im Rahmen von Regenerationsprozessen an der Verletzungsstelle (z.B. durch Sprouts oder Neurome) und kommen besonders an Empfindungs- und Schmerznervenfasern vor. Die ektopischen Erregungszentren entstehen wahrscheinlich durch abnorme Anreicherung von Natrium-Kanälen und anderen membrangebundenen Proteinen im verletzten Nervenbereich (Abb. 11).

Die gesteigerte lokale Erregbarkeit wird oft zusätzlich durch periphere Verstärkungsmechanismen aufgeschaukelt, so daß eine „Schmerzeskalation" – ähnlich wie in den zentralnervösen Schmerzinstanzen – auftritt (vgl. Kapitel I. 2).

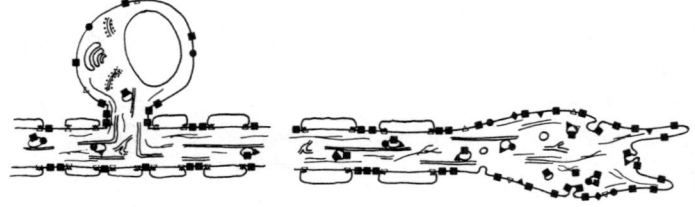

Abb. 11: Entstehungsmechanismus ektopischer Erregungszentren am verletzten Nerv: Es kommt zur abnormen Anreicherung von Ionenkanälen und anderen Membranproteinen und damit zu abnormer elektrischer Erregbarkeit (aus Devor u. Rappaport 1990)

Weitere Mechanismen der Nervenschmerzentstehung sind „ephaptische Erregungsübertragung" und „Cross talk". Hierbei geht an den Verletzungsstellen die elektrische Isolierung zwischen den Nervenfasern verloren. Es entwickeln sich synapsenähnliche Strukturen, sog. „Ephapsen". Diese begünstigen eine Erregungsübertragung auf benachbarte Nervenfasern und damit den sog. „Cross talk". So können z.B. Erregungen von sympathischen auf sensible, oder von niederschwelligen sensorischen auf hochschwellige nozizeptive Nervenfasern übertragen werden (vgl. Abb. 11).

Das subjektive Schmerzerleben wird teils durch den betroffenen Nervenfasertyp und die Art der Nervenschädigung, teils durch deren zentralnervöse Verarbeitung bestimmt. Hitzeschmerzfasern bestimmen den tiefen Brennschmerz, Muskelnerven den tief sitzenden Muskelkrampfschmerz, viszerale (vegetative) Nerven den Organschmerz des Brust- oder Bauchraums. Neuralgien dürften durch die pathologischen schlagartigen Schmerzimpulse entstehen. Zusätzlich kommen oft schmerzhafte Mißempfindungen vor, die nicht den üblichen Wahrnehmungen entsprechen und außerhalb gewohnter Sinnesempfindungen liegen (Tab. 3). Die Mißempfindungen und Schmerzformen erlauben daher gewisse Rückschlüsse auf die zugrundeliegenden Störungsmechanismen.

Tabelle 3: Erläuterung einiger Schmerzempfindungsbegriffe
(IASP-Taxonomie-Komitee)

Hyperästhesie	Verstärkte normale Empfindungen (auf nicht schmerzhafte Reize)
Parästhesie	Abnorme, aber nicht unangenehme Empfindungen (spontan oder induziert)
Dysästhesie	Unangenehme Mißempfindungen (spontan oder induziert)
Allodynie	Schmerzhafte Empfindungen durch normalerweise nicht schmerzauslösende Reize
Hyperalgesie	Verstärkte Schmerzempfindung auf normalerweise schmerzhafte Reize
Hyperpathie	Verstärkte, oft verzögerte, dann explosionsartige Reaktion besonders auf repetitive Reize (evtl. erhöhte Schwelle)
Kausalgie	Brennender Schmerz, meist mit Allodynie und Hyperpathie sowie vegetativen und trophischen Störungen, nach Nervenverletzung
Neuralgie	Schmerz im Versorgungsbereich eines oder mehrerer Nerven – oft, aber nicht obligat, attackenförmig
Anaesthesia dolorosa	Schmerz in einer sonst empfindungslosen Region

Beschwerdebilder

Schmerzhafte Polyneuropathien (Nervenschmerz bei systemichen Nervenschädigungen): Die Polyneuropathien sind vom Verteilungsmuster her durch eine symmetrische, rumpfferne Anordnung (Socken- oder Handschuhform) und von den Ursachen her durch systemische Grunderkrankungen charakterisiert, wie Diabetes mellitus, einige entzündliche Gefäßerkrankungen, Alkohol- und Drogenmißbrauch, unerwünschte Medikamentennebenwirkungen (vor allem bei Krebsbehandlung) und anlagebedingte Formen. Mißempfindungen und Schmerzen können bei allen Neuropathieformen, bevorzugt aber bei Betroffenheit sensibler und nozizeptiver Nervenfasern (A-δ- und C-Fasern) auftreten. Wenn im Beschwerdebild Mißempfindungen und/oder Schmerzen im Vordergrund stehen, wird häufig von *schmerzhafter Polyneuropathie* und bei Betonung der kleinen Nervenfasern von „painful small fibre neuropathy" gesprochen. Jeweils rund ein Drittel aller Polyneuropathien ist durch einen Diabetes mellitus oder Alkohol-mißbrauch verursacht, das restliche Drittel verteilt sich auf zahlreiche andere Ursachen. Beim Diabetes entwickelt nur etwa jeder zweite Patient eine Polyneuropathie. Die Nerven-faserlänge (gleichbedeutend mit der Länge des axonalen Transportweges für wichtige Nervensubstanzen) spielt für das Auftreten einer diabetischen Polyneuropathie offensichtlich eine Rolle, da großgewachsene Menschen früher an Polyneu-ropathie erkranken als Kleinwüchsige. Nervenschmerzen bei Polyneuropathien kommen vor als schmerzhafte Mißempfin-dungen und als Nervenstammschmerzen.

Schmerzhafte Mißempfindungen werden vom Patienten oft mit Begriffen umrissen wie „brennend, kribbelnd, stechend, ziehend, spannend, elektrisierend, wundartig". Der Schmerz tritt eher an den Extremitätenenden und oberflächlich auf. Er ist wechselnd oder andauernd vorhanden. Der Nervenstamm-schmerz wird von den Patienten mit Begriffen beschrieben wie „messerstichartig, blitzartig, bohrend, nagend, zermürbend". Er beschränkt sich stets auf den betroffenen Nerv und seine Ausbreitung, ist rumpfnahe lokalisiert und kommt als Schmerz-attacke oder Dauerschmerz vor. Häufig sind jedoch Mischbil-der zwischen diesen „Schmerzpolen" zu beobachten, in denen sich die unterschiedlichen Ursachen, Schädigungsmuster, Ner-venfasertypen, Verlaufsformen usw. widerspiegeln. Muskel- und Gefäßschmerzen können den Nervenschmerz zusätzlich verstärken.

Das *regionale sympathische Schmerzsyndrom* umfaßt Schmerz und Trophikstörungen ("Gewebsernährungsstörun-gen") an Hand oder Fuß nach oft sogar geringfügigen Verlet-zungen. Ältere Begriffe sind Sudeck-Syndrom, Algodystrophie, und sympathische Reflexdystrophie. Dieses Schmerzbild ent-wickelt sich rasch oder mit einem Intervall nach Knochen-, Gelenk-, Nerven- oder anderen Gewebsverletzungen. Es kommt zu heftigen brennenden, bohrenden und krampfartigen Schmerzen, Schwellung und meist rötlich-bläulicher, warmer oder kalter und trockener oder feuchter Haut von Hand oder Fuß sowie motorischen Störungen. Eine Variante ist das sog.

Kausalgie-Dystonie-Syndrom. Ursache des regionalen sympathischen Schmerzsyndroms scheint eine noch nicht völlig geklärte abnorme Rückkopplung zwischen aufsteigenden nozizeptiven und absteigenden sympathischen Nervenfasern sowie peripheren und spinalen Mechanismen zu sein. Die Behandlung besteht in frühzeitigen sympathicolytischen und physialtherapeutischen Maßnahmen.

Plexus-Neuropathien sind rumpfnahe Nervenschädigungen der Arm- und Beinnervengeflechte (Arm- und Beinplexus), meist entzündlicher oder stoffwechselbedingter Ursache. Die häufigste Form ist wiederum eine diabetische Nervenerkrankung, die sog. diabetische Amyotrophie. Diese beginnt mit oft unerträglich heftigen, neuralgischen Schmerzen, fast ausschließlich im Beinnervengeflecht, später kommt es meist zu einseitigem Muskelschwund und Lähmungen der Hüft- und Oberschenkelmuskulatur. Symptome einer diabetischen Stoffwechselentgleisung gehen meistens voraus. Schmerzlinderung, oft aber keine Schmerzbeseitigung, ist durch Medikamente möglich. Man muß den Patienten daher wissen lassen, daß der Schmerz stets, wenn auch oft erst nach Wochen bis Monaten, von selbst verschwindet.

Die *neuralgische Schulteramyotrophie* stellt das Pendant im Schultergürtelbereich dar. Es handelt sich um eine ebenfalls vorwiegend einseitige Armnervengeflecht-Neuritis, vermutlich immunologischer Ursache, die nicht selten als Gelenkstörung fehlgedeutet wird.

Mono- und Multiplexneuropathien sind Schädigungen einzelner oder mehrerer unregelmäßig betroffener Nerven, manchmal verbunden mit einer systemischen Polyneuropathie („Schwerpunktneuropathie"). Ursächlich können systemische und lokale Faktoren zusammenwirken. Häufig sind „exponierte" Nerven betroffen. Die Schmerzen entsprechen vorwiegend Nervenstammschmerzen mit neuralgischem Charakter, die sich auf das Nervenausbreitungsgebiet beschränken.

Engpaß- und Compartmentsyndrome (Nervkompressionssyndrome): Die örtliche Druckschädigung eines Nervs gehört zu den häufigen Ursachen für Nervenschmerzen. Obwohl auch

Verletzungen (z.B. Schlag auf den Nerv, Blutung, Knochenbruch etc.) zugrundeliegen können, ist vor allem langdauernder Druck auf einen bestimmten Nervenabschnitt, z.B. durch Beengung in anatomisch-kritischen Verlaufsabschnitten (Knochenrinnen, Durchtrittslogen), Anlaß für umschriebene Mißempfindungen, Schmerzen und andere Defizite. *„Engpaß-Syndrome"* sind teilweise so charakteristisch, daß einige davon heute häufig schon vom Patienten selbst vermutet werden.

Engpaßsyndrome der oberen Thoraxöffnung *(Thoracic-outlet-Syndrom = TOS)* beengen Nerven des Armnervengeflechts zwischen Muskelansätzen an der ersten Rippe (Scalenus-Syndrom), zwischen erster Rippe und Schlüsselbein (costoclavikläres Syndrom oder Rucksacklähmung) oder zwischen dem Brustmuskelansatz und dem „Rabenschnabelfortsatz" (Hyperabduktions-Syndrom) (Abb. 12). Ursachen sind Halsrippen, zu langer Querfortsatz des 7. Halswirbelknochens oder Band-

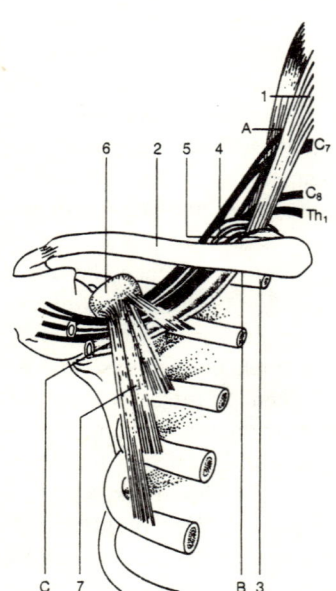

Abb. 12: *Thoracic outlet-Syndrom*
(aus Thoden 1987)
A   Scalenus-Syndrom
B   „Rucksack-Lähmung"
C   Hyperabduktions-Syndrom
1   Scalenusmuskeln
2   Schüsselbein
3   1. Rippe
4/5 Gefäße
6   „Rabenschnabelfortsatz"
7   Kleiner Brustmuskel

anomalien. Oft bei Belastungen (Rucksacktragen, Armhochhalten) treten dann Nerven-, teilweise auch Gefäß- und Sympathikusbeengungen auf und es kommt zu Mißempfindungen, Schmerzen und weiteren Störungen. Lymphknoten- und Lungenspitzenprozesse (Pancoast-Tumor) sind abzugrenzen.

Das *Sulcus-ulnaris-Syndrom (SUS)* oder Kubitaltunnel-Syndrom tritt bei Schädigung des Ulnarisnervs am inneren Ellbogengelenk („Ulnarisknochenrinne") auf. Jeder kennt das elektrisierende Gefühl an Außenseite von Hand und Unterarm bis zum kleinen Finger bei direktem Druck oder Schlag auf den Nerv dieser Region, Kindern als „Mäuschen" erläutert. Ursachen für Schädigungen mit Schmerzen und Ausfällen sind oft ungünstige Zwangshaltungen des Armes (z.B. während der Narkose oder Schlafen auf harter Unterlage mit hochgeschlagenem Arm, womöglich noch begünstigt durch Alkohol und Schlafmittel).

Das *Karpaltunnel-Syndrom (KTS)* ist das mit Abstand häufigste Engpaßsyndrom. Disponiert sind ältere Menschen, Frauen und Diabetespatienten. Das Karpaltunnel-Syndrom ist eine Beengung des Nervus medianus unter dem Querband des sog. Karpaltunnels (Handinnenseite oberhalb des Handwurzelgelenks) (Abb. 13). Charakteristisch sind nächtliche Mißempfindungen an der Handinnenfläche, der mittleren, gelegentlich aller Finger (Brachialgia paraesthetica nocturna), oft zunehmende Schlafstörungen und Tagesmüdigkeit. Mißempfindungen und Schmerzen können von Finger und Hand auf Unterarm und sogar Oberarm-, Schulter- und Rückenregion übergreifen. Oft treten Taubheitsgefühl, Schwellungen und Bewegungsstörungen hinzu. Tätigkeiten mit überstreckter Hand (Radfahren, Teigkneten etc.) verstärken die Beschwerden.

Bei der *Meralgia paraesthetica* handelt es sich um scharf umgrenzte Kribbel- oder Brennschmerzen an der Außenseite eines Oberschenkels. Zugrunde liegt eine Beengung des Hautnervenastes des Oberschenkelnervs (Nervus femoralis) bei seinem Durchtritt durch das Leistenband. Diese Schmerzempfindung ist allerdings eher irritierend als behindernd. Der Nervus femoralis selbst kann durch Störungen im kleinen

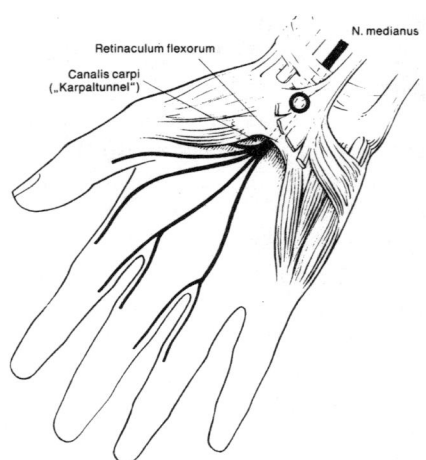

Abb. 13:
Karpaltunnelsyndrom
mit Beengung des
N. medianus (aus Duus
1995)

Becken (z.B. Blutungen oder Entzündungen des Hüftbeugemuskels) oder im Iliacustunnel beengt werden. Nervenwurzel-
kompressionen des Femoralis- oder Ischiasnerven treten bei
Bandscheibenerkrankungen auf (vgl. Kapitel III. 3).

Fibulaköpfchen-Syndrom: Der Nervus peronaeus communis
kann hinter dem sog. Fibulaköpfchen des Kniegelenks beengt
werden (z.B. Gipsverbände, Staubinden oder längeres Sitzen
mit übereinandergeschlagenen Beinen) und zu Mißempfindungen und Schmerzen führen. Das *(hintere) Tarsaltunnel-
Syndrom* ist eine Nervenkompression in der Knöchelinnen-
region. Mißempfindungen und Schmerzen sind dann hauptsächlich an der Fußsohle lokalisiert (Abb. 14).

Bei der seltenen *Morton-Neuralgie* ist der Nerv zwischen
den Knochenköpfchen des dritten und vierten Mittelfußkno-
chens meist durch Fußdeformitäten beengt.

Die *Compartment-Syndrome* sind Gefäß- und/oder Nerven-
kompressionen nach Verletzung, Blutung, Überforderung u.ä.
in Muskellogen oder Faszienkammern und erfordern wegen
Schwellung und Durchblutungsstörung meist einen sofortigen
chirurgischen Eingriff.

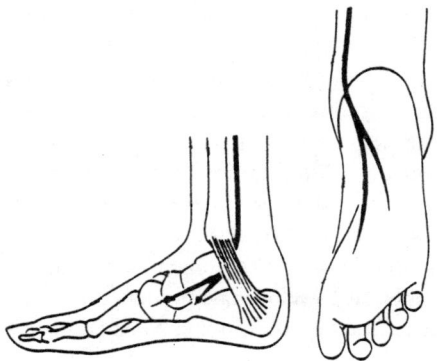

Abb. 14: Hinteres
Tarsaltunnelsyndrom mit
Knöchelinnenband-
Beengung des N. tibialis
posterior (aus Thoden
1987)

Bei direkten *Nervenverletzungen* (Schnitt-, Stich-, Schußver-
letzungen, Zerrung, gelegentlich chirurgische Eingriffe und
Injektionen) ist die Feststellung des Schädigungsgrades des
Nervs sehr wichtig. Die Schädigungsgrade beschreiben Art
und Ausmaß der Nervenschädigung, nach der sich die erforderlichen Maßnahmen (Neurolyse, Nervennaht, Transplantat)
richten. Bei den oft stark beeinträchtigenden und schmerzhaften Strahlenspätschäden (besonders am Arm- und Beinnervengeflecht) kann manchmal operative Revision hilfreich sein.

Postherpetische Neuralgie und andere Neuralgieformen:
Die postherpetische Neuralgie ist ebenfalls ein Nervenschmerz
des höheren Lebensalters. Die auch „Gürtelrose" genannte
Erkrankung tritt bevorzugt im mittleren Wirbelsäulenbereich
(5. und 6. Brustwirbelsäule-Etage) sowie in den Trigeminus-
ästen des Gesichtes, hier vorwiegend am 1., seltener am 2.
und 3. Ast auf (Trigeminusneuralgie bevorzugt 2. und 3. Ast).
Die postherpetische Neuralgie ist eine Folge der Varizellen-
Infektion der Gangliennervenzellen aufgrund der Reaktivie-
rung einer in der Kindheit durchgemachten Infektion. In den
Hinterwurzelganglienzellen kann das Varizellenvirus durch
Abwehr- und Immunschwäche im höheren Alter (z.B. bei anderen Grunderkrankungen) wieder virulent werden und verursacht dann die bekannte Herpes zoster-Erkrankung mit Haut-
rötung und wassergefüllten Bläschen, oft folgen auch entstel-

lende Sekundärinfektionen. Befallen sind eine oder mehrere „Nervensegmente" bzw. die von diesen (sensiblen) Nerven versorgten Hautgebiete (Dermatome) an Gesicht, Rumpf, ggf. auch Extremitäten. Etwa jeder achte bis zehnte Patient mit „Gürtelrose" leidet auch an postherpetischer Neuralgie, deren Häufigkeit und Schweregrad mit dem Alter zunimmt; Spontanbesserung im Verlaufe von Monaten ist zu erwarten. Beim „Zosterschmerz" sind die eher brennenden Mißempfindungen vor und während des Auftretens der Hauterscheinungen vom eigentlichen postherpetischen Neuralgieschmerz mit den typischen messerstichartigen Schmerzattacken zu trennen. Auch Schmerzauslösung in ähnlicher Weise wie bei Neuralgien ist häufig.

Neuralgieähnliche Schmerzen kommen auch bei Störungen von Hinterwurzelganglien und bestimmten Rückenmarksbahnen vor, so bei Tabes dorsalis, einer syphilitischen Spätererkrankung. Die stechenden und reißenden Schmerzen werden hier als „lanzinierender Schmerz" bezeichnet.

Unter den Schmerzformen der Extremitäten, die nicht primär nervenbedingt sind, stehen die Gefäßschmerzen im Vordergrund, bei denen wiederum die arterielle Verschlußkrankheit (AVK) mit ihrem bekannten Belastungsschmerz („Schaufensterkrankheit") vorherrscht, aber auch entzündliche, venöse u.a. Gefäßkrankheiten abzugrenzen sind. Zum AVK-Schmerz tragen neben dem behinderten Blutzustrom vielfältige andere Faktoren, u.a. auch sympathische Regulations- und Kompensationsstörungen bei, so daß – ähnlich wie bei SRD (Sympathischer Reflexdystrophis) – Sympathikusblockaden eine wichtige Behandlungsstrategie sind.

4. Thalamusschmerz und zentrale Schmerzsyndrome

Der Thalamusschmerz entwickelt sich meist nach Durchblutungsstörungen in jenen Thalamusgebieten, die mit der Vorverarbeitung und Rückmeldung von Empfindungs- und Schmerznachrichten für die Großhirnrinde befaßt sind. Der Thalamus ist eine Gruppierung von neuronalen Netzwerken mit Schalt- und Verarbeitungszentren (Thalamuskernen) in der Tiefe des Großhirns, die symmetrisch neben der dritten Hirnkammer liegen. Neben dem Thalamusschmerz kommen andere „zentrale" Schmerzformen bei Läsionen in den Verbindungsbahnen zwischen Peripherie und Thalamus oder Thalamus und Hirnrinde vor. Der Thalamusschmerz zeigt besonders klar, daß Schmerz keineswegs an eine periphere Verletzung oder Organschädigung gebunden sein muß, sondern allein aufgrund eines Ungleichgewichts in den zentralen Wahrnehmungs- und Schmerzstrukturen auftreten kann. Diese „Asymmetrie" zwischen verschiedenen Thalamus- oder Thalamus-Hirnrinden Erregungskreisen ist auch Grundlage für stereotaktische Eingriffe, die das neuronale Gleichgewicht wiederherstellen und dadurch den Schmerz ausschalten. Der Thalamus ist zudem eine herausgehobene „Schnittstelle" des Schmerzempfindens mit vielfältigen kognitiven und emotionalen Schmerzkomponenten. Der Thalamus stellt für die Wahrnehmung der Außen- und Innenwelt gewissermaßen das „Tor zum Bewußtsein" und für die Schmerzwahrnehmung das „Tor zur Schmerzbewußtheit" dar.

Erscheinungsbild: Thalamusschmerz als Symptom des Thalamussyndroms haben Déjerine und Roussy schon zu Beginn des Jahrhunderts beschrieben.

Ursache des dorsolateralen Thalamussyndroms (Abb. 16) ist der Verschluß einer Arterie (A. thalamogeniculata). Diese versorgt hintere Thalamusgebiete, in denen aufsteigende Wahrnehmungs- und Schmerzbahnen auf ihrem Weg zur Hirnrinde umgeschaltet werden (vgl. Abb. 17). Leitsymptome dieses Thalamussyndroms sind Empfindungsstörungen (Berührungs-, Temperatur- und Lagesinn), Spontanschmerzen und abnorme Schmerzreaktionen sowie Halbseitenlähmung der gegenseitigen Körperhälfte, Gleichgewichtsstörungen und/oder unwillkürliche Bewegungsmuster. Nur selten werden alle diese Symptome zusammen angetroffen. Der Thalamusschmerz ist oft außerordentlich quälend, einschießend oder brennend, tief oder oberflächlich, umschrieben oder diffus und nicht selten mit eigentümlichen Mißempfindungen verbunden. Trotz ver-

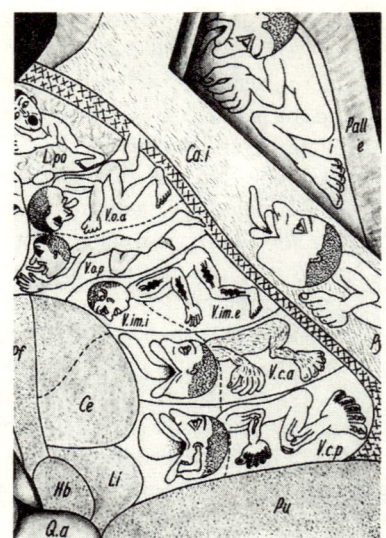

Abb. 15: Repräsentationen sensibler und motorischer Funktionen in einigen Thalamuskerngebieten sowie innerer Kapsel und Pallidum (aus Hassler et al. 1979) Die Figuren repräsentieren verschiedene Empfindungsarten.

minderten Berührungsempfindens besteht eine gesteigerte Schmerzwahrnehmung (Hyperpathie der gegenseitigen Körperhälfte).

Der Schmerz tritt oft mit Verzögerung, dann geradezu explosiv auf. Der Thalamusschmerz gehört durch Unberechenbarkeit, Dauer, Intensität und Überempfindlichkeit sicherlich zu den schlimmsten Schmerzformen, zumal die Patienten häufig noch durch mehr oder weniger schwere neurologische Defizite (z.B. Halbseitenlähmung) behindert sind. Vordere Thalamussyndrome verlaufen gewöhnlich ohne Schmerzsymptome. Einige beidseitige Thalamussyndrome sind mit Aktivierungsstörungen, zuweilen schwerer Demenz, verbunden; nichtgefäßabhängige Ursachen (Tumore, Entzündungen, Verletzungen) sind weitaus seltener.

Thalamische Schmerzmechanismen: Es ist eine einzigartige Leistung des Gehirns, ununterbrochen eine Flut von Informationen aus der nahen und fernen, der konkreten und symbolisch-abstrakten Umwelt aufzunehmen und daraus ebenso ununterbrochen ein aktuelles Zustandsbild der Umwelt, aber

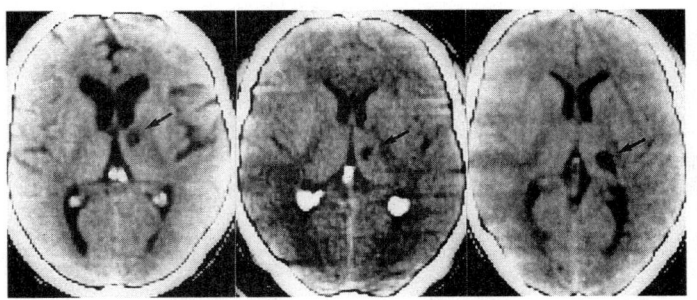

Abb. 16: Craniale Computertomogramme mit vaskulären Nekrosen (linksseitige Thalamusinfarkte) der vorderen, ventroanterioren (linkes Bild), der mittleren, zentromedianen (mittleres Bild) und der hinteren, ventroposterioren Kerngruppe (rechtes Bild). Bei den Läsionen im hinteren Bereich tritt das Déjerine-Roussy-Syndrom mit Thalamusschmerz auf. (CT-Bilder freundlicherweise zur Verfügung gestellt von Herrn Dr. Backmund, MPI für Psychiatrie, München)

auch des Organismus selbst, zu erschaffen. Der Großteil aller dieser Informationen – obschon sie tatsächlich wahrgenommen worden sind – wird jedoch, da belanglos, sofort verworfen und vergessen. Das Herausfiltern und Bewerten jener Informationen, die speicherungswürdig sind und/oder eine Antwort erfordern, setzt außerordentlich rasche und effektive Auswahl- und Bewertungsmechanismen voraus, die zudem nur vor dem Hintergrund der bereits verfügbaren Informationen (biographischer Hintergrund) möglich sind. Obwohl die differenziertesten neuropsychologischen Funktionen an die Hirnrinde gebunden sind, spielen für die Filter- und Auswahl-mechanismen tiefergelegene Hirnstrukturen eine wichtige Rolle. Der Thalamus ist dabei eine zentrale Instanz zur Vorverarbeitung, Ausarbeitung und Rückmeldung von Informationen für die Großhirnrinde (Abb. 17). Thalamische Kerngebiete schicken Informationen aus den Empfindungs- und Schmerzbahnen in die zugeordneten Hirnrindengebiete. Möglicherweise besteht ein ähnlich komplexer „Schranken-Mechanismus", wie er für das Hinterhorn des Rückenmarks postuliert wird, d.h. dem „spinalen Gate" wäre ein „thalamisches Gate" zugeordnet.

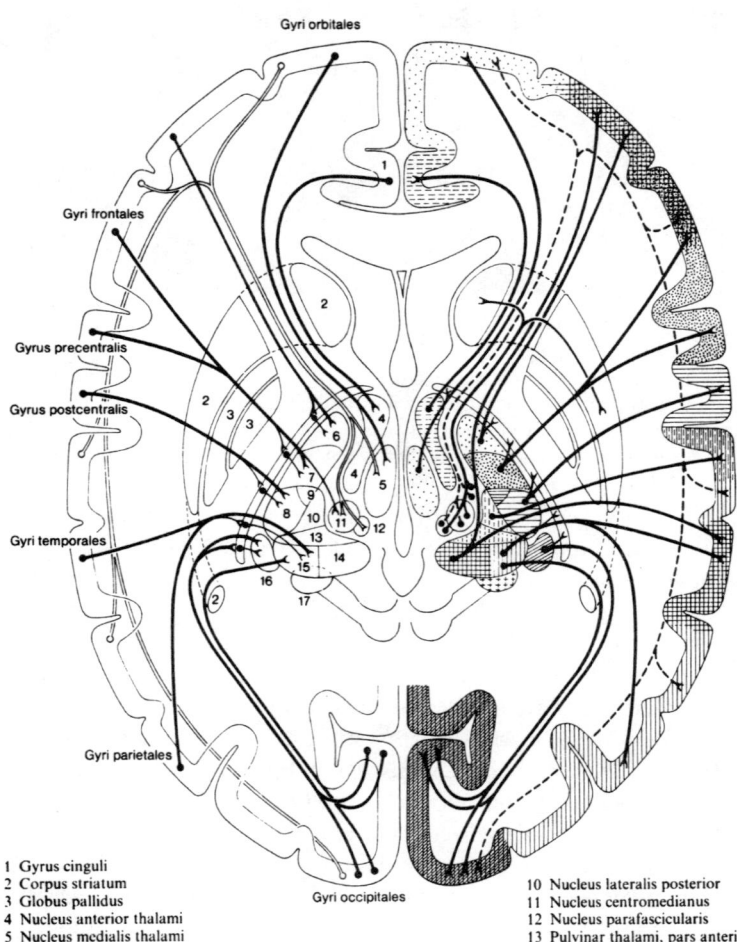

Gyri orbitales

Gyri frontales

Gyrus precentralis

Gyrus postcentralis

Gyri temporales

Gyri parietales

Gyri occipitales

1 Gyrus cinguli
2 Corpus striatum
3 Globus pallidus
4 Nucleus anterior thalami
5 Nucleus medialis thalami
6 Nucleus ventralis anterior
7 Nucleus ventralis lateralis
8 Nucleus ventralis posterior
9 Nucleus ventralis posterior, pars parvocellularis

10 Nucleus lateralis posterior
11 Nucleus centromedianus
12 Nucleus parafascicularis
13 Pulvinar thalami, pars anterior
14 Pulvinar thalami, pars medialis
15 Pulvinar thalami, pars lateralis
16 Corpus geniculatum laterale
17 Corpus geniculatum mediale

Abb. 17: Thalamuskerngebiete und ihre wechselseitigen Verschaltungen mit der Großhirnrinde. Ventroposteriore Kerne (VPL/VPM/Vc) = 8, 9; mittlere Kerne (CM, PF) = 11, 12; vgl. Text. rechts: aufsteigende thalamocorticale Verbindungen; links: absteigende corticothalamische Verbindungen (aus Nieuwenhuys et al. 1991)

54

Thalamusschmerz oder entsprechender „zentraler Schmerz" kann durch Läsionen im Thalamus selbst (d.h. in den postero- oder dorsolateralen und ventrokaudalen Thalamuskernen – VPL/VPM/Vc – vgl. Abb. 17), in den aufsteigenden Schmerzbahnen oder in den Verbindungen und Rückmeldungen zwischen Thalamus und Hirnrinde entstehen (thalamocorticale Erregungskreise). Der Weg der Schmerznachrichten zu Thalamus und Hirnrinde kann heute teilweise direkt nachgewiesen werden, so z.B. mit Hilfe des PATH-Tester-Gerätes (vgl. Abschnitt I. 4 und Abb. 5) und bildgebender Verfahren (MR, PET). Als wesentliche Schmerzinstanzen zeichnen sich dabei ab die dorsolateralen Thalamuskerne, Zentralfurche und vordere Inselregion und bestimmte Frontalhirn- und Cingulumgebiete. Der Thalamusschmerz beim Déjerine-Roussy-Syndrom stellt somit nur eine häufige Variante zentraler Schmerzen dar, die aber auch durch Läsionen in Thalamusverbindungen zur Hirnrinde oder in der Parietalhirnrinde selbst entstehen können („pseudothalamisches, parietales Schmerzsyndrom").

Stereotaktische Schmerzbehandlung: Thalamische und zentrale Schmerzen sind nach heutigem Verständnis vermutlich Ausdruck eines Ungleichgewichts zentralnervöser Kontrollmechanismen, das innerhalb der verschiedenen Thalamuskerne, ihren Verbindungen zur Hirnrinde, aber auch mit anderen Instanzen der „Neuromatrix" entstehen kann. Schmerzausschaltung auf dieser Ebene bedeutet daher hauptsächlich die Wiederherstellung des gestörten Gleichgewichts zwischen verschiedenen Kontrollinstanzen der Schmerzverarbeitung. Zentraler Schmerz, der durch Kontrollverlust infolge Läsion einer bestimmten Schmerzstruktur entstanden ist, kann daher scheinbar paradoxerweise durch eine zusätzliche Mikroläsion in einer zugeordneten Schmerzstruktur, durch die die neuronale Balance (allerdings auf erniedrigtem Niveau) wiederherstellt wird, ausgeschaltet werden. Durch Präzisierung der mikrochirurgischen stereotaktischen Eingriffe mit Hilfe intraoperativer Kontrolle durch bildgebende Verfahren sowie durch verbesserte Kenntnisse über Wechselwirkungen zwischen verschiedenen Thalamuskernen sind heute effektivere und schonendere Verfahren möglich.

Eingriffe zur Schmerzausschaltung erfolgten früher in Thalamuskerngebieten, in denen Empfindungs- und/oder Schmerzbahnen münden (VPL/VPM/Vc-Kern) oder in Thalamus-Hirnrinden-Verbindungsbahnen. Diesen Eingriffen lag die Vorstellung eines „thalamischen Gate" zu den Schmerzzentren der Hirnrinde zugrunde. In neuerer Zeit wird der stereotaktische Eingriff in den mittelständigen Thalamuskernen durchgeführt (mediale Thalamotomie, z.B. des Ncl. centralis lateralis der intralaminären Kerngruppe). Dadurch können Ungleichgewicht und abnorme Hemmung zwischen inneren und äußeren Thalamuskernen und eine sekundäre paradoxe Aktivierung von Schmerzgebieten in der Hirnrinde aufgehoben werden. Das zugrundeliegende Schmerzmodell ist dabei weniger das eines abnormen „Gate-Mechanismus", sondern einer abnormen Rückkopplung in den Thalamus-Hirnrinden-Erregungsschleifen (vgl. Abb. 17 und Kapitel II. 5).

Thalamusschmerzen gehören zu den oft unerträglichen Schmerzzuständen und verlangen vom Schmerztherapeuten größtes Bemühen und zugleich Entscheidungsbereitschaft. Vor einer Thalamotomie müssen die medikamentösen Schmerzbehandlungen ausgeschöpft sein (vgl. Kapitel IV. 3). Die Risiken der Thalamotomie sind durch die modernen Stereotaxiemethoden zwar stark verringert, die seltenen Komplikationen müssen aber abgewogen werden. Nur sehr wenige neurochirurgische Kliniken sind überhaupt für diese Eingriffe spezialisiert.

5. Phantomschmerz – die schmerzhaft-unvergessene Vollständigkeit des Körpers

Phantomglied, Phantomschmerz und Phantommißempfindungen sind vom Patienten realistisch erlebte Gliedwahrnehmungen nach Amputation einer Extremität, selten anderer Organe. Phantomglied und Phantomschmerz sind abnorme „ungelöschte zentralnervöse Abbilder" des amputierten Organs – die der fortlaufenden, dynamischen Köperwahrnehmung für den gesamten Organismus entsprechen. Es ist daher nicht überraschend, daß nach Amputation die zentralnervöse Organrepräsentation keineswegs sofort verschwindet. Für die Phantomgliedwahrnehmung dürften die „Abbilder" in Hirnrinde, thalamocorticalen Modulationsschleifen und den zugeordneten zerebralen Vernetzungen wesentlich sein (vgl. Kapitel III. 4 und Abb. 15 und 19). Die Wahrnehmungsform des Phantomglieds unterliegt im Laufe der Zeit Veränderungen, wobei sich die Gliedempfindung auf die schon normalerweise am genauesten abgebildeten distalen Gliedabschnitte (z.B. Hand und Finger) verdichtet und verkürzt. Das Phantomgliedende rückt dabei an den Stumpf heran, so daß in der Wahrnehmung des Phantomglieds z.B. die Hand direkt an den Oberarmstumpf anschließt. Entsprechende Phantomverdichtungen werden auch bei anderen Organamputationen, z.B. der weiblichen Brust, berichtet. Der Phantomschmerz läßt sich als Variante des Phantomgliedes verstehen.

Erscheinungsbild – Phantomglied: Die fortdauernde realistische Gliedwahrnehmung nach Amputation einer Extremität ist nahezu obligat. Schmerzen am Phantomglied treten dagegen nur bei einem Teil der Patienten auf, Phantomempfindungen bei anderen Organamputationen sind seltener (weibliche Brust, Penis, Auge, Nase, Ohr, gelegentlich Zähne). Phantomgliedempfindungen können auch nach rückenmarksnahen Nervendurchtrennungen (Armplexusausrisse) oder Rückenmarksdurchtrennungen (Querschnittssyndrome) auftreten. Sogar die pharmakologische Blockade des Arm- oder Beinnervengeflechtes kann vorübergehende Phantomempfindungen auslösen.

Die Phantomgliedwahrnehmung tritt bei etwa der Hälfte der Patienten im zeitlichen Zusammenhang mit der Amputation auf, bei der anderen Hälfte erst irgendwann im weiteren Leben. Die Phantomempfindung kann wechselnd ausgeprägt sein, oft wird aber eine besonders realistische Wahrnehmung der verlorenen Gliedmaßen geschildert. Mancher Patient versucht, mit dem Phantombein aufzustehen oder will einem Gegenstand ausweichen, da er glaubt, mit dem Phantomarm anzuecken. Das Phantomglied kann eine fixierte, manchmal bizarre Stellung einnehmen oder Mitbewegungen, z.B. des Armes beim Gehen, ausführen. Zuweilen steht der Phantomarm als „dritter Arm" in einer abnormen Stellung zu natürlichem Arm oder Stumpf. Durch die Schrumpfungstendenz des Phantomgliedes rücken Hand oder Fuß an das Stumpfende heran („Telescoping" vgl. Abb. 18). Thalidomidgeschädigte Menschen („Contergan"), haben, da ein vollständiges Extremitätenabbild nicht entwickelt werden konnte, keine Phantomempfindung.

Phantommißempfindungen: Neben den gewissermaßen normalen Haut-, Muskel-, Gelenk- und Knochenempfindungen, die zur Realistik des Phantomgliedes beitragen, können sensible und motorische Mißempfindungen auftreten, wie man sie auch bei peripheren Nervenschädigungen kennt, nämlich Taubheit, Kribbeln, Ameisenlaufen, Nadelstiche, Hitze- und Kältemißempfindungen oder Spannungs-, Verkrampfungs- und Schweregefühl der Muskulatur. Beim Phantomglied können also alle fälschlichen Empfindungen und Bewegungswahrnehmungen auftreten, wie sie bei Nervenstörungen sonst intakter Gliedmaßen vorkommen.

Phantomschmerz: Der Phantomschmerz ist weniger häufig als das Phantomglied selbst. Ähnlich wie die Phantomgliedempfindung ist auch der Phantomschmerz hand- oder fußbetont. Er weist keine eigenständige Schmerzcharakteristik auf, sondern scheint dem „Folterkammerarsenal" anderer Schmerzformen, insbesondere der Nervenschmerzen, entnommen. Der Großteil der Patienten klagt über Schmerzattacken, ein kleinerer Teil über Dauerschmerzen. „Schmerzpole" sind der dumpfe, krampfartige oder brennende Schmerz und der neuralgische, einschießende, messerstichartige Schmerz. Oft scheinen alle Schmerzqualitäten gleichzeitig vorzukommen. Die Art des Phantomschmerzes ist unabhängig von der Amputationshöhe und der Art einer vorbestehenden Extremitätenerkrankung. Triggerpunkte oder unspezifische Auslösesituationen kommen vor. Abzugrenzen vom Phantomschmerz ist der Stumpfschmerz,

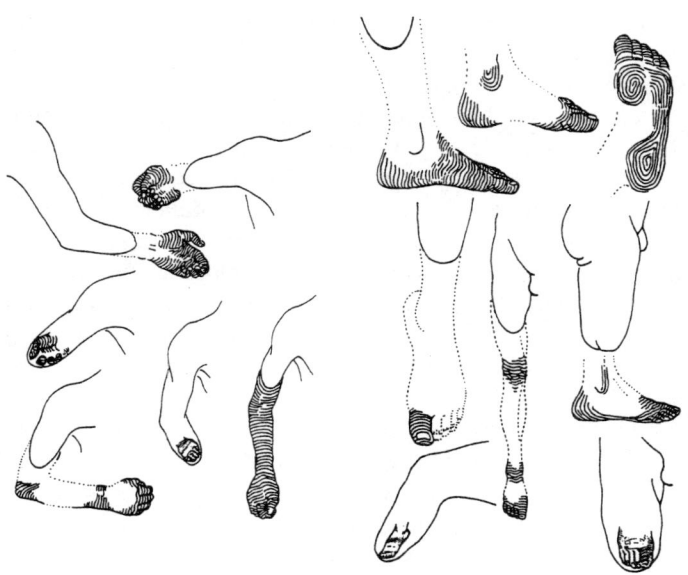

Abb. 18: „Telescoping" des Phantomgliedes bei Oberarm- bzw. Oberschenkelamputation (aus Melzack 1990)

der Ausdruck lokaler Verletzungsfolgen, insbesondere bei ungünstiger Verheilung (Neurombildung u.a.), ist.

Schmerzmechanismen bei Phantomschmerz: Die realistische Wahrnehmung der amputierten Gliedmaße scheint alle Wahrnehmungsprogramme, die auch an einer gesunden oder erkrankten Extremität vorhanden sind, zu beinhalten, nämlich die Wahrnehmung der Extremität als solcher (z.B. Größe, Form, Tastsinn, Beweglichkeit), die Wahrnehmung beeinträchtigter Empfindungen (z.B. Kribbeln, Brennen, Muskelkrampf) und die Wahrnehmung einer verletzten, schmerzhaften Extremität. Mit den Phantomempfindungen und Phantomschmerzen scheinen somit reale und deformierte Wahrnehmungsprogramme der entsprechenden Hirnrindenareale über die Abtrennung der Gliedmaßen hinaus fortzubestehen. Dies scheint durch die Beobachtung bestätigt zu werden, daß die Phantomempfindungen während oder nach zerebralen Anfällen und nach Parietalhirnprozessen vorübergehend oder auf Dauer verschwinden können. Aufgrund der Realistik der Phantomempfindungen ergeben sich dabei viele Analogien zu anderen „Phantomphänomenen", wie etwa den konkret-bildhaften Wahrnehmungen spät erblindeter Menschen (Charles Bonnet-Syndrom) oder der merkwürdigen Körperschemastörung, mit der zum Skelett abgemagerte anorektische Mädchen sich als „zu dick" empfinden. Auch beim „Telescoping" handelt es sich offensichtlich um ein fortbestehendes, aber nur noch auf die funktionell wichtigsten Gliedabschnitte zentriertes Wahrnehmungsprogramm, das wiederum dem funktionell gewichteten Abbild des sensiblen oder nozizeptiven „Homunkulus" der Hirnrinde nahekommt (Abb. 19).

Bildgebende Verfahren konnten diese neuronale Funktionsänderung entsprechend der Phantomgliedabbildung bestätigen. Auch nach anderen Amputationen wurde eine ähnliche funktionelle Akzentuierung berichtet – z.B. eine „Phantom-Brustwarze" nach Brustamputation.

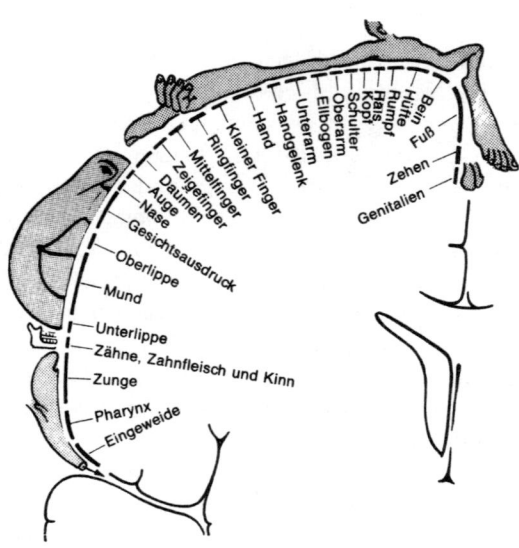

Abb. 19:
Funktionell
gewichtete,
sensible Körper-
repräsentation
in der
postzentralen
Hirnrinde (aus
Duus 1995)

60

Die derzeitigen Konzepte zu Phantom-, aber auch Thalamusschmerz und die tatsächlich praktizierten Behandlungsstrategien scheinen heute weit auseinanderzufallen. Eine Amputation in Regional- oder Lokalanästhesie (Infiltration der durchtrennten Nerven) verringert die Wahrscheinlichkeit, daß sich Phantomschmerz entwickelt, erheblich. Die Behandlung des einmal aufgetretenen Phantomschmerzes ist jedoch nach wie vor problematisch. Empfohlen werden die meisten Behandlungsformen aus dem Schmerztherapie-Repertoire. Viele Schmerztherapeuten kommen aber zur Schlußfolgerung, daß diese Verfahren beim Phantomschmerz oft nicht ausreichend wirksam sind. Die unbefriedigende Wirksamkeit der verfügbaren Therapieverfahren bei diesen Schmerzformen führt daher oft zur Annahme einer „multifaktoriellen" oder „soziopsychobiologischen" Schmerzentstehung. Dies sollte nicht dazu führen, psychologische Schmerzfaktoren überzubewerten, vielmehr Anlaß zur Entwicklung neuer Therapiestrategien sein.

6. Schmerz, Angst und Depression

Die vielfachen Wechselwirkungen zwischen Schmerz, Angst und Depression sind theoretisch für das Verständnis der Schmerzmechanismen und praktisch für die Strategie der Schmerzbehandlung von größter Bedeutung. Schmerz und Angst als innen- oder außengerichtete Warnsymptome sind durch vergleichbare Signalverstärkungsmechanismen gekennzeichnet, mit deren Hilfe sie sich von allen anderen Sinneswahrnehmungen abheben, dadurch gleichzeitig aber auch die Gefahr einer abnormen Erregungsverstärkung (Sensitivierung) und Erregungsfixierung (Chronifizierung) heraufbeschwören. Um diese Entwicklung einer chronischen Schmerz- und Angstkrankheit zu vermeiden, ist daher bei allen akuten und schweren Schmerz- und Angstformen eine rasche und effektive Behandlung notwendig. Behandlungsverzögerungen (z.B. durch „Wartelisten") sind nicht vertretbar. Schmerzverstärkung durch Angst und Schmerzlinderung durch Angsthemmung werden auch therapeutisch berücksichtigt (z.B. Angstbehandlung beim Myokardinfarkt, Anxiolyse vor Narkose).

Seit langem bekannt sind auch depressive Reaktionen und sekundäres Krankheitsverhalten bei fast allen schweren chronischen Schmerzzuständen (Algogenes Psychosyndrom). Die Depressivität bei Schmerz und Angst von langer Dauer wird lerntheoretisch auch als Wandel von der Hilflosigkeit (Schmerz und Angst ertragen zu müssen) zu depressiver Hoffnungslosigkeit (ihnen hilflos ausgeliefert zu sein) gewertet. Über die ebenfalls häufigen Schmerzzustände bei primären Depressionen ist dagegen – trotz naheliegender Beziehungen z.B. zu opioidergen Systemen – wenig Grundlagenwissen bekannt.

Die klinischen Wechselwirkungen scheinen ferner durch die engen Beziehungen der für Schmerz, Angst und vermutlich auch Depression wichtigen neuronalen Strukturen (z.B. thalamische, limbische und retikuläre Netzwerke) belegt zu werden, obschon diese im Detail noch wenig erforscht sind.

Schmerz-Angstsyndrome: Schmerzsymptome sind im Rahmen der vegetativen Mißempfindungen bei Panikstörung und anderen Angstkrankheiten nicht selten. Auffallend ist die starke Ähnlichkeit der vegetativen und motorischen Begleitsymptome bei Angst und Schmerz. Bei experimenteller Schmerzreizung (z.B. Torniquet-Test) wird die Schmerzempfindung allein schon durch eine angstfördernde Induktion erheblich verstärkt und umgekehrt durch beruhigende und entängstigende Kommentare vermindert. Jedem Anästhesisten, Arzt und Geburtshelfer ist der geringere Schmerzmittelbedarf allein schon durch geeignete Information geläufig. Bei akuten schweren Schmerzzuständen, wie Angina pectoris, Myokardinfarkt, Koliken, Bandscheibenvorfall, Neuralgien u.a., ruft schon die Bedrohlichkeit des Ereignisses zwangsläufig Angst hervor, und die Angst verstärkt zugleich den Schmerz (z.B. über zunehmende Muskelspannung und verstärkte autonome Reaktionen). Soweit es die Umstände zulassen (z.B. chirurgischer Eingriff), sind daher oft Schmerz- und Angstbehandlung sinnvoll. Bei den viszeralen Schmerzen (Organschmerzen) wird das Angsterleben auch durch die lokalisatorisch eher vage und auf die großen Körperhöhlen (Brust- und Bauchraum) projizierte Schmerzcharakteristik mitbedingt. Die wechselseitige Schmerz- und Angstverstärkung erfolgt dabei auf peripher-vegetativer und zentral-limbischer Ebene. Beim chronischen Schmerz spielen, unabhängig von der eigentlichen Schmerzursache und Schmerzform, Ängste und Angstvermeidungen mit der Dauer der Krankheit eine zunehmende Rolle. Das Angstvermeidungsverhalten wiederum trägt wohl wesentlich zur Entwicklung des algogenen Psychosyndroms bei. Inwieweit das fixierte Schmerzverhalten der schmerzdisponierten Patienten („pain prone patients") ausschließlich durch die vermuteten psychodynamischen und biographischen Faktoren zustande kommt, ist derzeit weder eindeutig bewiesen noch widerlegt. Die Annahme einer konversionsneurotischen Schmerzform unterstellt letztlich die schon von Freud postulierten Angstmechanismen und Persönlichkeitszüge. Das aktuelle Schmerzbild weist dabei häufig eine Vorgeschichte mit vielfachen Schmerzerfahrungen und zuweilen eine von Schicksalsschlägen gezeichnete Biographie auf. Angst und Schmerz wurden als zwei Seiten einer angstbesetzten Entwicklung verstanden. Freud sprach von einer „narzißtischen Besetzung der schmerzenden Körperstelle".

Schmerz-Depressionssyndrome: Schmerzsymptome bei primären Depressionen, nämlich Major Depression und Dysthymie, kommen bei mehr als der Hälfte der Patienten vor. Der Schmerz kann diffus oder umschrieben auftreten, so daß von Fibromyalgie- und Neuralgietyp gesprochen wird. Am häufigsten wird über Kopf- und Gesichtsschmerzen geklagt. Ausprägung und Stärke der Schmerzsymptome scheinen unmittelbar mit der Schwere der Depression, aber auch einzelner Symptome, besonders Suizidgedanken, zusammenzuhängen. Depressive Verstimmungszustände bei chronischen Schmerzkrankheiten (rheumatoide Arthritis, chronischer Rückenschmerz, koronare Herzerkrankung, Malignome u.a.) sind ebenfalls häufig und können bei etwa jedem dritten Patienten die Diagnosekriterien einer Major Depression erreichen. Eine Reihe von Beobachtungen spricht dafür, daß das Auftreten der Depression eng mit Ausprägung und Dauer der Schmerzkrankheit korreliert. So war die Häufigkeit der Diagnose Depression bei stationär behandelten Patienten rund dreimal so hoch wie bei nicht-krankgeschriebenen, ambulant behandelten Schmerzpatienten. Auch hier hing die Schwere der Depressivität mit Anzahl und Ausprägung der Schmerzsymptome und bei rheumatoider Arthritis auch mit der Anzahl der durchgemachten Schmerzepisoden zusammen. Eine Beziehung besteht auch mit den aus der Schmerzkrankheit resultierenden Behinderungen in verschiedenen Lebensbereichen. Umgekehrt scheint aber schon das erstmalige Auftreten einer depressiven Verstimmung während einer chronischen Schmerzkrankheit einen negativen Einfluß auf den weiteren Verlauf zu nehmen.

Depression als Folge der Schmerz- und Angstchronifizierung: Depressive Verstimmungszustände stellen sich somit häufig als Folge außer Kontrolle geratener, eskalierter und schließlich fixierter chronischer Schmerzen dar. Die gestörten Nozizeptionsmechanismen scheinen immer mehr auf emotionale, aber auch kognitive und psychosoziale Bereiche überzugreifen, so daß Schmerz, Rückzugsverhalten und schließlich Depressivität in den Vordergrund treten. Die Parallelen zu depressiven Verstimmungszuständen im Langzeitverlauf von Panikattacken und anderen schweren Angststörungen scheinen hier offenkundig. Die Mehrzahl der Panikpatienten entwickelt nach Panikattacken (nur ausnahmsweise schon zuvor) ein Angstvermeidungsverhalten, oft im Sinne der sog. Agoraphobie, so daß diagnostisch eine Panikstörung mit und ohne Agoraphobie unterschieden wird. Im Langzeitverlauf treten häufig Depressionen auch in Form der Major Depression auf.

Eine weitere schwere Angstform, die mit einem depressionsähnlichen chronischen Versagenszustand einhergeht, ist die posttraumatische Belastungsstörung (PTSD), bei der die Patienten lang- oder auch kurzdauernden kollektiven oder individuellen Ausnahmesituationen ausgesetzt waren (vgl. den Band *Angst und Angstkrankheiten* in C. H. Beck Wissen). In diesem

Zusammenhang erscheint auch noch erwähnenswert, daß PTSD nicht nur nach „äußeren" Katastrophen, sondern auch schwersten, lebensbedrohlichen Erkrankungen und Verletzungen auftreten kann. Auch die „Schmerzerinnerung" der „pain prone patients" soll nicht nur auf frühen Entwicklungsstörungen mit konversionsneurotischen und narzißtischen Mechanismen, sondern ebenso auf schweren körperlichen Belastungen (Erkrankung, Unfall, Operation) beruhen können. Selbstverständlich schließen diese Herleitungen einer Depression nicht deren eigenständiges Auftreten als Major Depression oder Dysthymie mit anderen Entstehungsmechanismen aus.

III. Schmerzzustände innerer Organe und des Bewegungssystems

1. Thoraxschmerz und Herzinfarkt

Der Schmerz bei den verschiedenen Formen und Stadien der koronaren Herzkrankheit – wie Myokardinfarkt und Angina pectoris – stellt einen Prototyp für die eigenständige, oft besonders bedrohlich erlebte Qualität des viszeralen Schmerzes (Organschmerz) dar. Der Herzschmerz ist aber nicht nur durch die oft reale Bedrohung der Herzfunktion, sondern auch durch eine besondere Form der Schmerzverarbeitung gekennzeichnet. Die im Vergleich zur Gesamtheit der Sinnesnerven geringe Anzahl von Herz- und anderen Organnerven bedingt eine weniger präzise Schmerzlokalisierbarkeit und eine eher vage, dumpfe Schmerzqualität. Andererseits treten durch die vielfachen Verschaltungen der Herzempfindungsnerven mit fernab gelegenen Rückenmarkssegmenten und mit vegetativen Funktionen typische Schmerzausstrahlungen und Allgemeinreaktionen auf (z.B. Schwitzen, Übelkeit, schweres Krankheitsgefühl). Nicht weniger dramatisch und mit ähnlich bedrohlichen Schmerzzuständen verbunden sind auch andere akute Erkrankungen im Brustraum, wie Lungenembolie und Pneumothorax. Als eigenes Schmerzsyndrom wird der sog. nicht-kardiale Thoraxschmerz bei Erkrankungen des mittleren Brustraums gekennzeichnet, der Ursache besonderer differentialdiagnostischer Schwierigkeiten sein kann. Abzugrenzen sind ferner die „somatischen" Schmerzen, die von der Brustwirbelsäule (BWS) und der Brustwand ausgehen.

Viszeraler Schmerz im Brustraum (Brustorganschmerz): Die Schmerzverarbeitung bei Brustraumerkrankungen ist durch ähnliche Besonderheiten charakterisiert, wie sie in Kapitel III. 2 für Bauchraumschmerzen dargestellt werden. Die Schmerzwahrnehmung aus den Brustorganen (Herz, herznahe Gefäße und Lungen) erfolgt über „viszerale" Nervenfasern, die direkt oder über vegetative Nerven zum Hinterhorn des Rückenmarks und kardiovaskulären Zentren des unteren Hirnstamms verlaufen. Sensible Nerven von Brustwand und „Organhüllen" (Rippenfell, Herzbeutel) sind dabei in ihrer Funktion den Nervenfasern des peripheren Nervensystems vergleichbar.

An den Brustorganen sind spezifische Nozizeptoren zwar nicht morphologisch, aber funktionell nachweisbar, so daß für die kardiale Schmerzwahrnehmung Spezifitäts- und Intensitätsmechanismen eine Rolle spielen dürften.

Eine abnorme Reizintensität kann bei Sauerstoffmangel aufgrund verminderter Herzkranzgefäßdurchblutung (z.B. Angina

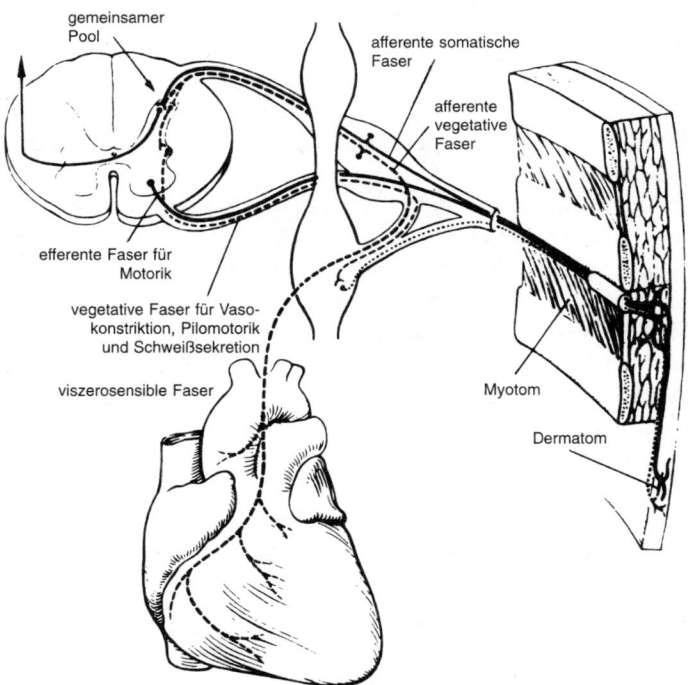

Abb. 20: Verschaltung von Herz- und Brustwandnerven, die die Schmerzausstrahlung innerer Organe erklären, den sog. fortgeleiteten Schmerz (aus Struppler u. Geßler 1981)

pectoris) oder durch lokale entzündliche Prozesse (z.B. Pleuritis, Pericarditis) auftreten. Die Schmerzcharakteristik wird außerdem mitbestimmt durch die Konvergenz der viszeralen Nervenfasern aus dem Brustraum mit somatischen Nervenfasern. Die strukturellen Besonderheiten erklären auch die Eigentümlichkeit der Brustraum- und Herzschmerzen. Bei letzteren handelt es sich oft um einen tiefsitzenden, dumpfen, schwer lokalisierbaren Schmerz, der zugleich in fernab gelegene Brust-, Schulter- und Armregionen ausstrahlt und dessen Ursache die genannten viszerosomatischen Verschaltungen sind. Brustorganschmerzen sind ferner durch enge Verschaltungen mit vegetativen und motorischen Reaktionen gekennzeichnet (Abb. 20). Ein heftiger Angina pectoris- oder Myokardinfarkt-Schmerz ist daher fast immer mit vegetativen Beschwerden, wie Schweißausbruch, Schwindel und Benommenheitsgefühl, Angst oder Todesangst verbunden, und der Schmerz spiegelt zugleich die Bedrohlichkeit der Erkrankung wider („Vernichtungsschmerz").

Myokardinfarktschmerz (Herzinfarktschmerz): Heftiger und bedrohlicher Herzschmerz ist häufig das subjektive Leitsymptom der Herzkranzgefäßerkrankung (koronare Herzkrankheit = KHK) und des akuten Sauerstoffmangels des Herzmuskels und seiner Konsequenzen (Angina pectoris, Myokardinfarkt, sekundäre Herzrhythmus- und Herzleistungsstörungen). Der andauernde, auch bei Ruhe und Nitratgabe nicht nachlassende Schmerz weist auf die schwerste Form der koronaren Durchblutungsstörung, den Myokardinfarkt, hin, bei dem Herzmuskelgewebe zugrunde geht. Die Schmerzanalyse kann daher ausschlaggebend sein für rasches Erkennen, richtige Diagnostik und sofortige notärztliche Behandlung.

Der *Myokardinfarktschmerz* stellt gewissermaßen die Kernsymptomatik der KHK und den Prototyp des Brustschmerzes dar: Es handelt sich um einen plötzlich oder rasch einsetzenden, tiefsitzenden, bedrohlichen und überwältigenden Brustschmerz, auch als „Vernichtungsschmerz" beschrieben. Zu Beginn steht oft ein „viszeraler Schmerz" von unbestimmter Lokalisation, in der Tiefe, hinter dem Brustbein, manchmal in der Rückengegend gelegen. Die Schmerzqualität wird mit Begriffen wie Druck, Beengung, Beklemmung, Krampf, Zusammenpressen, Brennen oder Wundgefühl, als Faust oder Stein in der Brust, als Reifen um Herz und Brustkorb beschrieben. Später setzt der fortgeleitete, besser lokalisierbare, von der Herzregion fernab gelegene Schmerz ein, oft in Muskeln (Myotome) und Haut (Dermatome) ausstrahlend. Als typisch gilt die Schmerzausstrahlung hinter das Brustbein, in die seitliche Brustregion beidseitig, in den linken, selten den rechten, oder in beide Arme, in Hals-, Nacken- oder Kiefergelenksregion, zuweilen in die Oberbauch-, BWS- oder Schulterblattregion, ausnahmsweise in das unterste linke Armdermatom.

Der Infarktschmerz wird durch die zugeordneten Herz-Kreislauf-Symptome, Schweißausbruch, Übelkeit und Schwäche sowie schweres Angst- und Krankheitsgefühl noch verstärkt. Auch die unmittelbaren Kreislauffolgen bei einem ausgedehnten Infarkt können dramatisch sein. Beim infarktbedingten Herzversagen (akutes Linksherzversagen) kann es zum akuten Lungenrückstau (Lungenoedem) und zum kardiogenen Kreislaufschock kommen. Eine ebenso gefährliche Komplikation, oft schon im Erkrankungsbeginn, sind schwere Herzarrhythmien (Kammerflimmern). Die Prognose des akuten Myokardinfarkts ist daher sehr ernst und trotz sofortiger Intensivbehandlung mit nicht geringer Frühmortalität belastet. Zur Infarktbehandlung gehört auch die effektive Schmerztherapie.

Angina pectoris und „Vorfeld des Myokardinfarkts": Der Angina pectoris-Schmerz stellt bei manchen Patienten das „Vorfeld" eines Myokardinfarkts dar. Auch Angina pectoris ist Ausdruck der koronaren Herzkrankheit und damit eines Mißverhältnisses zwischen Bedarf und Verfügbarkeit von Sauerstoff in Herzkranzgefäßen und Herzmuskel. Der Angina pectoris-Schmerz tritt ebenfalls rasch, anfallsweise auf, klingt aber nach kurzer oder längerer Zeit wieder ab und hinterläßt keinen Herzmuskeluntergang.

Als *stabile Angina pectoris* wird der belastungs- und/oder streßabhängige Koronarschmerz von begrenzter Dauer, etwa

1–15 Minuten, charakterisiert. Ausgeprägte vegetative Zeichen und Angsterleben fehlen zumeist. Bei stabiler Angina pectoris tritt der Sauerstoffmangel belastungsabhängig auf, da die verengten Herzkranzgefäße keine vermehrte Blutzufuhr zum Herzmuskel mehr leisten können. Der Schmerz selbst dürfte u.a. über Chemorezeptoren im Herzmuskel, die auf Sauerstoffmangel und Stoffwechseländerungen ansprechen, entstehen. Die stabile Angina pectoris kann durch Vermeidung von Belastungen verhindert und durch medikamentöse Gefäßerweiterung (Nitratgabe) beseitigt werden. Selbstverständlich ist aber bereits die stabile Angina pectoris Anlaß zu genauer Diagnostik und Behandlung.

Die *instabile Angina pectoris* stellt gewissermaßen die Zwischenstufe zwischen dem stabilen, belastungsabhängigen, kurzdauernden Koronarschmerz und dem Myokardinfarkt dar, weswegen auch von „Zwischensyndrom" („intermediate coronary syndrome" oder auch „Präinfarkt-Syndrom") gesprochen wird. Bei instabiler Angina pectoris tritt der Herzschmerz spontan, in Ruhe oder gar nachts auf, dauert wesentlich länger als bei der stabilen Form, unter Umständen Stunden, ist häufig begleitet von Herzrhythmusstörungen, Blutdruckänderungen, Schweißausbruch, „verfallenem" Aussehen, schwerem Krankheitsgefühl. Nitrate beseitigen den Zustand nicht oder nur unwesentlich.

Die *instabile Angina pectoris* kann sich aus der stabilen Form entwickeln („Crescendo"-Angina oder „changing pattern") oder als solche erstmalig oder ausschließlich in Ruhe und nachts auftreten („Angina nocturna", „Angina pectoris gravis"). Auch der Koronarschmerz der instabilen Angina pectoris folgt Typus und Verteilung des Infarktschmerzes, dabei aber oft schon mit einer Symptomatik, die an diese schwere Form erinnert und entsprechend dringender Abklärung bedarf. Stabile und instabile Angina pectoris sind jedoch nicht mit Herzmuskeluntergang verbunden, so daß auch entsprechende Untersuchungsbefunde fehlen.

Bei einer Sonderform der Angina pectoris, der sog. Prinzmetal-Angina, finden sich allerdings auch elektrokardiographische und andere Veränderungen, die den Verdacht eines Infarkts erwecken, sich aber nach dem Anfall zurückbilden. Hinweise für koronare Gefäßspasmen wurden nachgewiesen.

Andere Herz- und Gefäßschmerzsyndrome
Kardiale Schmerzen begleiten auch eine Reihe anderer Herzerkrankungen wie entzündliche Herzbeutelerkrankungen (Perikarditis) und Klappenanomalien (Aortenstenose und -insuffizienz, Mitralstenose). Der tiefsitzende oder retrosternale Schmerz bei akuter Perikarditis kann dem Infarktschmerz ähnlich sein. Hochakute Brustschmerzen, meist mit Vernichtungsschmerz und Schock, treten auch bei Herzbeuteltamponade oder Aorteninnenwandriß (Aneurysma dissecans) auf. Bei der neuerlichen Zunahme der Geschlechtskrankheiten muß als Ursache auch an eine syphilitische Aortitis gedacht werden.

Die *Herzphobie* wird heute als Variante einer Angststörung gewertet. Der dabei meist obligate Schmerz wird (im Gegensatz zur Schmerzausstrahlung bei Angina pectoris und Myokardinfarkt) meist direkt in die Herzregion oder zur Herzspitze projiziert. Die Patienten zeigen den Schmerzort oft mit der Fingerspitze, wogegen pectanginöser Schmerz eher mit der flachen Hand verdeutlicht wird.

Nicht-herzbedingte Brustschmerzen – Lungenembolie und Pneumothorax: Bei Lungenembolie werden Thromben – meist aus tiefen Bein- und Beckenvenen – in die Lungenstrombahn eingeschwemmt und führen zu einem akuten Gefäßverschluß mit fehlendem Sauerstoffaustausch im zugeordneten Lungengewebe (allerdings nur ausnahmsweise zum Lungeninfarkt). Der Schmerz ist tiefsitzend, zuweilen hinter dem Brustbein lokalisiert und manchmal von ähnlicher Ausstrahlung wie beim Myokardinfarkt. Schmerzverstärkung durch Reizhusten und schmerzbedingte Atemhemmung können sich wechselseitig verstärken. Atemnot, Zeichen der Herzschwäche und unter Umständen Schocksymptome bestimmen dann das bedrohliche Krankheitsbild.

Der *Pneumothorax* entsteht bei anlagebedingter Disposition spontan oder bei Rippenfellverletzungen mit abnormer Luftansammlung im Pleuraraum. Durch fehlende Sogwirkung auf die Lungen kommt es zum teilweisen oder kompletten Kollaps des Lungenparenchyms. Beim besonders gefährlichen Spannungspneumothorax läßt der Ventilmechanismus Luft in den Pleuraraum eindringen, aber nicht mehr austreten. Der Schmerz des akuten Pneumothorax ist stechend, atemabhängig, meist ausstrahlend auf die betroffene Brustseite oder in die Schulter der erkrankten Seite. Sofortige Behandlung ist notwendig.

Schmerzen bei Erkrankungen im mittleren Brustraum (nichtkardialer Thoraxschmerz = NKTS)
Zum Brustraum gehören auch die Strukturen und Organe des Mediastinums (z.B. Thymus, Ösophagus, der Vagusnerv als Modulator des Schrittmacherzentrums des Herzens und der Zwerchfellnerv als Taktgeber für die Zwerchfellatmung, evtl. ein tiefreichender Schilddrüsenanteil). In der lockeren Struktur des Mediastinums können sich entzündliche Prozesse, Tumore und Nachbarschaftsprozesse leicht ausbreiten und führen dann zu Schmerzen hinter dem Brustbein oder in der Tiefe des Brustraums. Ursachen für Mediastinalschmerzen sind die bedrohliche Ösophagusperforation (Speiseröhrendurchbruch), das Mediastinalemphysem (Luftübertritt aus lufthaltigen Nachbarorganen), Ösophagusspasmen (möglicherweise als abnorme Schmerzempfindlichkeit im Sinne eines „irritablen Ösophagus" analog zum „Colon irritabile").

Brustwirbelsäulen- und Brustwanderkrankungen bedingen mehr oberflächliche und umschriebene Schmerzen. Bandscheibenerkrankungen sind im BWS-Bereich wegen geringer Mobilität die Ausnahme, häufiger sind Wirbelkörper-Kompressionsfrakturen (z.B. nach epileptischen Anfällen oder bei alten Menschen), die manchmal auch schmerzlos bleiben können. Häufig sind Fehlhaltungen, Deformitäten (Kyphoskoliose), rheumatische und andere Wirbelsäulenerkrankungen (M. Bechterew, Osteoporose) (vgl. Kapitel III. 3). Verletzungsbedingte oder spontane Rippenfrakturen führen zu örtlichen, durch Husten verschlimmerte Schmerzen und zu schmerzbedingter Atemhemmung. Abzugrenzen sind eine Vielfalt lokaler Prozesse (z.B. Neurinome, postherpetische Neuralgie) und die Schmerzausstrahlungen von Brust- und Bauchraum (vgl. Kapitel III. 2).

2. Akuter und chronischer Bauchschmerz

Mit dem Begriff der akuten und hochakuten Bauchschmerzen („akutes Abdomen") werden eine Reihe ganz unterschiedlicher, bedrohlicher Erkrankungen des Bauchraumes zusammengefaßt. Vom Patienten selbst werden Bauchschmerzen oft eher diffus, wenig umgrenzt wahrgenommen; der Arzt kann durch genaue Beachtung von Bauchschmerzform und typischer Schmerzausstrahlung eine lokalisatorische Zuordnung zum betroffenen Organ und eine diagnostische Einordnung erreichen. Die schnelle und zuverlässige Diagnose des „akuten Abdomens" ist notwendig, da ein Großteil der zugrundeliegenden Bauchorganerkrankungen ein sofortiges chirurgisches Eingreifen erfordert. Ganz besonders gilt dies für den „hochakuten Bauchschmerz", bei dem neben den Zeichen der Bauchfellentzündung („Peritonitis") auch „Schocksymptome" vorliegen und der notwendige chirurgische Eingriff auch nicht mehr durch überflüssige Untersuchungsmaßnahmen verzögert werden darf. In allen diesen Fällen stellt der akute Bauchschmerz daher ein lebenswichtiges – und in Hinblick auf den chirurgischen Eingriff – ein ebenso dramatisches wie lebensrettendes Warnsignal dar. Umgekehrt darf das Nachlassen eines akuten Bauchschmerzes nicht mit Besserung der Erkrankung gleichgesetzt werden.

Eine Vielzahl von Bauchorganerkrankungen ist mit chronischen Schmerzzuständen verbunden, bei denen allerdings häufig die Behandlung der chronisch wiederkehrenden Grunderkrankung oder deren Komplikationen im Vordergrund steht (z.B. Morbus Crohn, Colitis ulcerosa, rezidivierende Magen- und Zwölffingerdarmgeschwüre, Gallenkoliken, chronische Pankreatitis). Bauchschmerzen sind ferner durch eine eigenständige, „viszerale" Schmerzverarbeitung mit vegetativen und motorischen Verschaltungen, oft über viele Rückenmarkssegmente hinweg, gekennzeichnet, die Art und Fernwirkungen der Schmerzen von Bauchorganen erklären.

Viszeraler Schmerz im Bauchraum: Schmerzen bei Erkrankungen von Organen des Bauchraumes können zwar ebenso heftig und dramatisch sein wie andere akute Schmerzformen, unterscheiden sich von diesen aber durch einige Besonderheiten. Bauchschmerzen sind vom Kranken weitaus schlechter zu lokalisieren als etwa Nervenschmerzen. Sie sind eher diffus und weisen meist nur auf die Region des betroffenen Organs hin. Andererseits sind sie mit charakteristischen Fernwirkungen verbunden (z.B. Schmerzausstrahlung der Gallenkolik in die rechte Schulter).

Zumeist sind Bauchschmerzen auch mit vegetativen Symptomen (z.B. Übelkeit und Schwitzen) verbunden. Beim „hochakuten Abdomen" treten zusätzlich die oft lebensbedrohlichen Schocksymptome auf. Nur teilweise bestimmt auch die Erkrankungsursache die Schmerzform, so z.B. der Dehnungs- oder

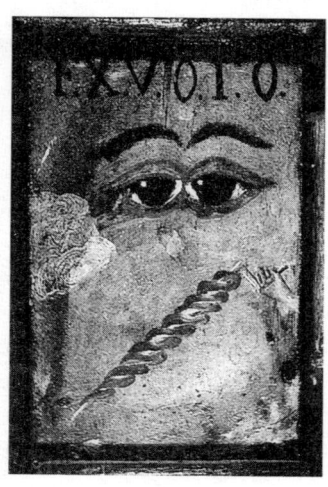

Abb. 21: Votivtafel mit „Erasmus-Winde", dem Symbol für Kolikschmerz (hergeleitet von der Marter des Hl. Erasmus; aus Theopold 1981)

Zerreissungsschmerz der „Organkapsel" von Leber und Milz oder die mit Kolik verbundenen rhythmischen Kontraktionen bei Darm-, Gallengangs- und Harnwegswiderständen.

Den klinischen Merkmalen von Bauchschmerz liegen ähnliche Besonderheiten der viszeralen Schmerzverarbeitung zugrunde wie im Brustraum. Auch an den Bauchorganen kommen überhaupt nur erstaunlich wenige Nervenrezeptoren vor. Diese „Empfindungsnerven der Organe" verlaufen teilweise direkt zum Rückenmark (Splanchnikusnerven), teilweise indirekt über das autonome Nervensystem (Vagus- und Sympathikusnerven). Die viszeralen Nervenfasern machen dabei nur einen geringen Teil der Gesamtzahl der mehr als eine Million sensiblen Nervenfasern aus. Bis vor kurzem schien es sogar, daß im Bauchraum überhaupt keine spezifischen Nozizeptoren vorkommen. Es schien somit denkbar, daß im Bauchraum Schmerzempfindungen nur bei starker Reizung bzw. höherer Reizintensität von Dehnungsrezeptoren vorkommen. Neuere Untersuchungen, die spezifische Nozizeptoren u.a. an Darm und Gallenblase nachgewiesen haben, zeigen aber, daß auch Schmerzverarbeitungsmechanismen wie am übrigen nozizeptiven System eine Rolle spielen. Möglicherweise sind beide Verarbeitungsformen, nämlich Schmerzleitung über ein eigenes Schmerznachrichtensystem (Spezifitätstheorie) und zusätzliche Nachrichtenmodulation in „normalen" Organempfindungsnerven (Intensitätstheorie), bei der Bauchschmerzwahrnehmung von Bedeutung.

Die Lokalisation von Schmerzen im Bauchraum wird – in ähnlicher Weise wie bei den Rumpf- und Extremitätennerven –, durch den segmentären Nerveneingang im Rückenmark gewährleistet. Magennerven enden im oberen Brustmark, Enddarmnerven im sog. Sakralmark, die anderen Darmabschnitte und Anhangsorgane projizieren entsprechend in die dazwischenliegenden Rückenmarksegmente. Ähnliche Verteilungen gelten für das sympathische, nicht aber für das parasympathische Nervensystem. Die meisten Bauchorgane sind doppelseitig, einige Organe (z.B. Nieren) jeweils gleichseitig versorgt. Mit dieser „Nervenabbildung" im Rückenmark ist auch eine grobe Lokalisation der Organlage nach oberem, unterem, linkem und rechtem Bauchraum gewährleistet. Über die Repräsentation von Bauchorganen im Gehirn selbst ist noch wenig bekannt. Der Inselregion als „Dreiländereck" des Frontal-, Parietal- und Temporallappens scheint hier besondere Bedeutung zuzukommen. Die „Groblokalisation" von Organempfindungen und Organschmerzen läßt sich durch die Kenntnis der typischen Schmerzausstrahlung noch verbessern. Jedes innere Organ hat „Kennfelder" auf der Körperoberfläche, wohin die Organschmerzen ausstrahlen.

Diese Hautbezirke sind eine Untergruppe der Dermatome und werden Head'sche Zonen genannt (Abb. 22). Grundlage der Head'schen Zonen, aber auch der für Organschmerzen typischen vegetativen und motorischen Reaktionen, wie z.B. Abwehrspannung der Bauchdecken, Kreislaufreaktionen und diffuses Übelkeitsgefühl, sind Verschaltungen der viszeralen Nervenbahnen mit den entsprechenden vegetativen und somatischen Nerven über mehrere Rückenmarksegmente hinweg.

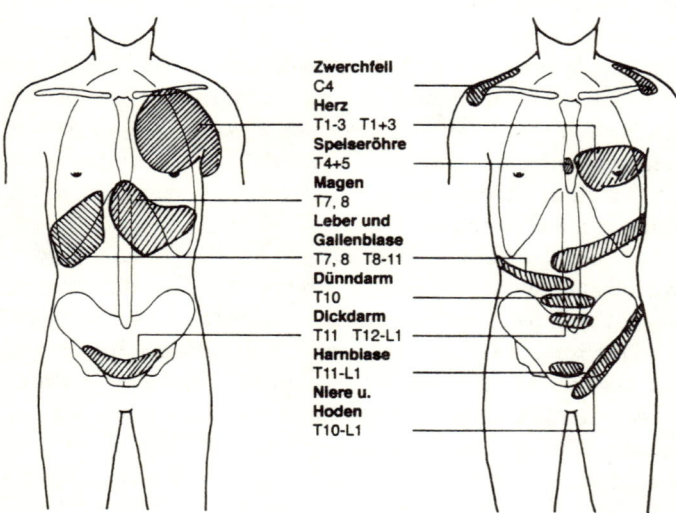

Abb. 22: Schmerzausstrahlung von Bauchorganen mit ihren Rückenmarksegmenten C 4 bis L 1 und den Head'schen Zonen (nach Schmidt 1987)

Erscheinungsbilder

Akute Bauchschmerzsyndrome, akutes Abdomen: Für die Schmerzlokalisation beim „akuten Bauchschmerz" ist die Zuordnung zu den vier „Quadranten" des Bauchraumes hilfreich, nämlich dem oberen rechten und linken und dem unteren rechten und linken sowie dem zentralen Bauchbereich. Innerhalb dieser „Quadrantenzuordnung" weisen die Organerkrankungen (z.B. Leber, Galle, Milz, Blinddarm, Enddarm) dann gewisse lokale Charakteristika und organtypische Schmerzausstrahlungen auf. Natürlich stützt der Arzt seine Diagnose auch auf andere Organsymptome, die Erhebung der Vorgeschichte und Zusatzuntersuchungen wie Labordiagnostik und bildgebende Verfahren. Sofern nicht hochakuter Bauchschmerz vorliegt, kann manchmal auch die Verlaufsform zur Organdiagnose beitragen. Zunehmender Schmerz wird oft bei entzündlichen Bauchraumerkrankungen (Blinddarmentzündung, Bauchspeicheldrüsenentzündung, Gallenblasenentzündung), intermittierender, wellen- oder phasenförmiger Schmerz bei Koliken (Gallenkolik, Harnleitersteinkolik, Darmverschluß) und plötzlicher, dann nachlassender und sich wieder verstärkender Schmerz bei Wanddurchbrüchen (Perforation eines Magen- oder Zwölffingerdarmgeschwürs und der Gallenblase sowie beim Mesenterialinfarkt) angetroffen (Abb. 23). Der Magendurchbruch ist wegen der in den Bauchraum gelangenden Magensäure dabei besonders schmerzhaft. Sogar Stenosierungen im Magen- und Darmbereich müssen aber als solche nicht immer schmerzhaft sein, der Schmerz tritt nicht selten erst bei zusätzlichen Komplikationen wie Durchblutungsstörungen oder Entzündungen (Durchwanderungsperitonitis) hinzu. Für den Chirurgen ist stets die Ausprägung der Abwehrspannung der Bauchdecken ein wichtiges Diagnosekriterium. Einem „brettharten Abdomen" liegen am häufigsten eine Magenperforation oder eine nekrotisierende Pankreatitis („Pankreasapoplex" oder „Totalnekrose") zugrunde.

Akuter Schmerz rechter Oberbauch: Beim akuten Schmerz der rechten Oberbauchregion handelt es sich meist um Leber-

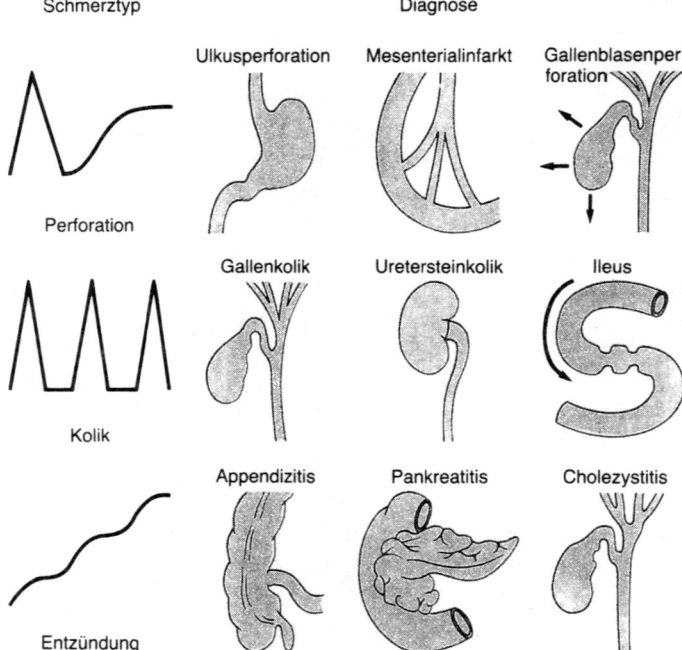

Schmerztyp	Diagnose		

Ulkusperforation — Mesenterialinfarkt — Gallenblasenperforation

Perforation

Gallenkolik — Uretersteinkolik — Ileus

Kolik

Appendizitis — Pankreatitis — Cholezystitis

Entzündung

Abb. 23: Mögliche Verlaufsmerkmale bei verschiedenen akuten Bauchraumerkrankungen (aus Siegenthaler et al. 1987)

und Gallenerkrankungen oder die Penetration oder Perforation eines Duodenalulcus (Zwölffingerdarmgeschwür).

Bei der Gallengangskolik mit akutem Spasmus oder Obstruktion ist meist einer der oft zahlreichen Gallensteine in den Gallengang gelangt und löst durch den Abflußwiderstand krampfartige Kontraktionen der Gallenwegsmuskulatur aus (die „Gallenkolik"). Fällt der Stein nach der Kolik nicht in die Gallenblase zurück, kommt es zum Gallenwegsverschluß mit weiteren Komplikationen. Die Gallenkolik beginnt oft eher allmählich, nicht selten nach Nahrungsprovokation (Bohnenkaffee, Fett, Hülsenfrüchte u.a.) und steigert sich bis zum krampfartigen Kolikschmerz. Der Schmerz ist am rechten Rippenbogen lokalisiert und strahlt (entsprechend der Verschaltung des viszerokutanen Reflexes) zur gleichseitigen Schulter und zum Schulterblatt aus. Ausstrahlungen nach links können eine Pankreasmiterkrankung anzeigen, atypische Ausstrahlungen in den rechten Unterbauch kommen vor. Die Schmerzdauer variiert zwischen einer halben und mehreren Stunden. Der Schmerz endet dann spontan. Andauernde Koliken lassen an einen Stein im Cysticus oder Hauptgallenweg denken. Die Gallenblasenentzündung bei Steineinklemmung führt zu anhaltendem Dauerschmerz. Wichtige andere Organhinweise sind die abnorme Bauchdeckenspannung im rechten Oberbauch, der Klopfschmerz am Rippenbogen sowie die typischen vegetativen Symptome mit Übelkeit und Brechreiz. Der Patient ist schwer beeinträchtigt, liegt im Schmerzanfall oft unbeweglich im Bett und atmet oberflächlich, da tiefes Einatmen (mit Druck auf die Gallenblasenregion) den Schmerz weiter verstärkt.

Als weitere akute Bauchschmerzsyndrome im rechten Oberbauch kommen u.a. in Frage die Penetration oder Perforation eines Zwölffingerdarmgeschwürs (oft hochakut und sofort behandlungsbedürftig), Lebererkrankungen (Leberabszeß), akuter Verschluß der Venenabflüsse der Leber und der Vena cava, akute Gallenblasenentzündung (Cholezystitis) oder Entzündung eines atypisch gelagerten Blinddarms (subhepatische Appendizitis).

Akuter Schmerz rechter Unterbauch: Ein jedem bekannter Unterbauchschmerz rechts ist die akute Blinddarmentzündung (Appendizitis). Diese tritt fast immer vor dem 30. Lebensjahr auf und kann im Alter daher um so leichter verkannt werden. Der Schmerz beginnt anfallsförmig, zunächst oft in der Nabel- oder Oberbauchregion, senkt und fixiert sich aber rasch im rechten Unterbauch. Husten, tiefes Einatmen und Bewegungen verstärken den Schmerz, reflektorische Beugung des rechten Oberschenkels entlastet. Andere Symptome sind lokale Abwehrspannung, Loslaßschmerz, Temperaturdifferenzwerte (zwischen rektalen und axillären Meßwerten). Der Arzt hat abzugrenzen entzündliche und andere Dünndarmerkrankungen (Morbus Crohn, akute mesenteriale Lymphadenitis, evtl.

Nierenkolik und Nierenbeckenentzündung), bei Frauen akute gynäkologische Erkrankungen (Ruptur einer Ovarialzyste, extrauterine Schwangerschaft; gelegentlich auch Eisprung), Blutung oder Abszeß des Hüftbeugemuskels u.a.

Akuter Schmerz linker Oberbauch: Dem akuten linksseitigen Oberbauchschmerz liegen zumeist Milzinfarkt und Milzruptur nach Durchblutungsstörung, Verletzung, evtl. bei Malaria, Monozytose u.a. zugrunde. Abzugrenzen ist die akute Pankreatitis mit einem eher mittelständigen, nach links ausstrahlenden Schmerz. Schmerz bei Milzinfarkt tritt akut, bei Verletzungen manchmal erst nach einem symptomfreien Intervall auf. Der Schmerz ist unterhalb des linken Rippenbogens oder mehr seitlich lokalisiert, eine Ausstrahlung zur linken Schulter ist möglich. Bei Milzinfarkt treten oft rasch Milzvergrößerung, bei Milzruptur, z.B. nach Bruch der 12. Rippe, auch Verletzungs- und Blutungszeichen hinzu, die ein schnelles Eingreifen erfordern. Abzugrenzen sind akute Erkrankungen des linken Dickdarmabschnitts (z.B. bei Tumor, Meckel-Divertikel oder Divertikulitis (Entzündungen in den abnormen Darmausstülpungen), gelegentlich „stielgedrehte" Appendizitis).

Akuter Schmerz linker Unterbauch: Der akute linksseitige Unterbauchschmerz ist vor allem durch entzündliche Prozesse im Dickdarmendabschnitt (akute Sigmoiditis) oder deren Komplikation bedingt (perisigmoidaler Abszeß). Diesen Erkrankungen im Sigmabereich des Dickdarms liegen meist Entzündungen von Divertikeln zugrunde. Die Divertikulose ist am häufigsten bei älteren, meist übergewichtigen Patienten mit chronischer Obstipation und wird, ähnlich wie die Gallenkolik, nicht selten durch reichliches Essen ausgelöst. Der kolikartige Schmerz entwickelt sich rasch, etwa vier Stunden nach der Mahlzeit, oft besteht tastbare Resistenz im linken Unterbauch. Die gestörte Darmpassage führt zu Durchfall oder Verstopfung.

Akuter Schmerz im zentralen Bauchraum: Die häufigsten, oft hochakuten Schmerzsyndrome im zentralen Bauchraum sind akute Pankreatitis und Pankreasnekrose („Pankreasapoplex"). Ursachen können chronische Gallenwegsentzündungen bei Steinleiden, Stoffwechsel- und Hormonstörungen, bestimmte Medikamente, insbesondere aber der chronische Alkoholmißbrauch sein. Der plötzlich einsetzende, rasch zunehmende Bauchschmerz ist wichtiges Leitsymptom. Der Schmerz beginnt in der Oberbauchregion (Epigastrium), bei einem Teil der Patienten im rechten oder auch linken Oberbauch, wird gürtelförmig oder erstreckt sich auf den gesamten Bauchraum, kann aber auch links neben die Wirbelsäule oder in die linke Schulter ausstrahlen. Vegetative Symptome, Schweißausbruch, Übelkeit, gelegentlich Erbrechen, und Unruhe des Patienten kommen hinzu. Diagnostisch ausschlaggebend sind die weiteren, vor allem laborchemischen, Untersuchungen. Zeichen eines drohenden Darmverschlusses (Subileus) und Kreislaufschock unterstreichen die Bedrohlichkeit der Erkrankung. Bei schweren Verlaufsformen besteht eine hohe Mortalität, meist durch Kreislauf-, Lungen- und Nierenversagen.

Akuten zentralen Bauchraumschmerzen können auch Magen- und Dünndarmstörungen bei einer Vielzahl unterschiedlicher Erkrankungen zugrunde liegen (Magenausgangsenge, penetrierende Magen- und Zwölffingerdarmgeschwüre, Morbus Crohn, Divertikulose, raumfordernde Prozesse u.a.). Bei Darmgefäßerkrankungen kann eine „abdominelle Angina" auftreten, bei der ein Sauerstoffmangelschmerz (ähnlich der Angina pectoris des Herzens) auftritt, der im Darm aber durch die Belastung nach Mahlzeiten ausgelöst wird. Äußerst dramatisch, bedrohlich und schmerzhaft verläuft ein Einriß einer arteriosklerotisch veränderten Bauchschlagader (Aneurysma dissecans).

Ganz besondere Aufmerksamkeit des Arztes erfordern die hochakuten Bauchschmerzsyndrome (das sog. „perakute Abdomen"), d.h. jene akuten Erkrankungen im Bauchraum, die mit einem schlagartigen, fast messerstichartigen Schmerz beginnen und sofort von intensiven und bedrohlichen Allgemeinsymptomen begleitet werden. Bei diesen hochakuten Bauchschmerzformen treten rasch Schockzustand und rapide

Verschlechterung ein. Es liegen ausgesprochene Notfallsituationen vor, die schnellstmögliche Einweisung in eine chirurgische Klinik, vielleicht auch Reanimation, erfordern. Hier darf auch keine Zeit verlorengehen durch etwaige überflüssige diagnostische Maßnahmen. Es handelt sich um Erkrankungen mit Perforation eines Hohlorgans im Bauchraum (Magen, Darm, Gallenblase u.a.), die Ausbreitung einer zunächst umschriebenen Entzündung auf den gesamten Bauchraum oder eine primäre Peritonitis (Bauchraumentzündung) im Rahmen einer Sepsis sowie akute Blutungen in den Bauchraum. Das hochakute Abdomen bei Perforationen wird als Perforationsperitonitis bezeichnet. Bei der Untersuchung besteht die „brettharte" Abwehrspannung der Bauchdecken. Andere ebenso hochakute Zustände sind der Mesenterialinfarkt (evtl. des gesamten Darms), der Strangulationsileus, die akute Darminvagination, die Ruptur einer Extrauteringravidität (z.B. Eileiterschwangerschaft), Brucheinklemmung oder Hodentorsion. Dieser hochakute Bauchschmerz ist ein gewissermaßen lebensrettendes Warnsignal und wird wohl auch von jedem medizinisch nicht vorgebildeten Menschen als Zeichen der Lebensbedrohtheit erkannt. Durch die heutige Notarztversorgung können diese Patienten glücklicherweise eine zeitgerechte Hilfe finden.

Bei akuten Bauchschmerzen muß umgekehrt aber auch an Nachbarschaftsprozesse oder sonstige Erkrankungen gedacht werden, die ihrerseits eine Schmerzausstrahlung in den Bauchraum haben können (z.B. Hinterwandinfarkt, Zwerchfellhernie mit Einklemmung, Pneumothorax, Erkrankungen im Retroperitonealraum und kleinen Becken, Wirbelsäulenerkrankungen, entzündliche, toxische und metabolische Allgemeinerkrankungen).

Chronischer Bauchschmerz: Gelegentliche Bauchschmerzen kennt fast jeder Erwachsene, die Ursachen bleiben oft ungeklärt. Bei einer Dauer von mehr als 6 Monaten wird von chronischem Bauchschmerz gesprochen. Die Schmerzlokalisation nach den „Bauchquadranten" ist auch bei chronischem Bauchschmerz oft diagnostisch hilfreich. Chronischem Bauchschmerz können teils wenig bedeutsame Störungen (z.B. abnorme Darmgasentwicklung), teils aber auch bedrohliche Erkrankungen (z.B. Lymphome, Darmkrebs, chronische Pankreatitis) zugrunde liegen.

Als Paradigma durchaus schwer beeinträchtigender chronischer Bauchschmerzen läßt sich der sog. Morbus Crohn bezeichnen. Dabei handelt es sich um eine chronisch entzündliche Darmerkrankung letztlich ungeklärter Ursache, bevorzugt im (unteren) Dünndarm, aber auch Dickdarm. Typischerweise treten die entzündlichen Veränderungen aller Wandschichten des Darmes abschnittsweise, segmentförmig auf, so daß erkrankte und gesunde Darmabschnitte wechseln. Anfangs herrschen kleine Geschwüre und längs- oder quergestellte Darmrisse vor. Später kommt es zu Verhärtung und Verdickung der Darmwand, Einengung des Darminnenraums („Pflastersteinrelief" oder „landkartenartiges Aussehen"), Fistel- oder Abszeßbildung, Verklebungen und Verwachsungen von benachbarten Bauchorganen. Die Schmerzen beim Morbus Crohn sind oft das erste Beschwerdezeichen. Sie sind schlecht lokalisierbar, zunächst wenig intensiv, manchmal im rechten Unterbauch betont, von wechselnder Ausprägung, zusätzlich entwickeln sich dann die Symptome der beeinträchtigten Darmfunktion. Psychosomatische Zusammenhänge werden diskutiert.

3. Rückenschmerz und Bandscheibenvorfall

Der akute Bandscheibenvorfall (Bandscheibenprolaps = BSP) gehört mit zu den heftigsten, plötzlich einsetzenden Schmerzen. Der Prolapsschmerz ist nicht durch die Bandscheibenstörung selbst verursacht, sondern durch den Druck der „vorgefallenen" Bandscheibenanteile auf Nervenwurzeln und angrenzendes Gewebe. Bandscheibenerkrankungen sind Ausdruck von „Verschleißerscheinungen" des komplizierten Gelenk- und Bandapparates der Wirbelsäule in ihren besonders exponierten und belasteten Abschnitten, nämlich der unteren Hals- und Lendenwirbelsäule (HWS/LWS). Mit Abstand am häufigsten kommen die Bandscheibenerkrankungen an der LWS, besonders am Übergang zum Kreuzbein vor, glücklicherweise seltener an der HWS, da dort nicht nur die Nervenwurzeln, sondern auch das Rückenmark beengt werden können. Eigenständige Problem können an den „Wirbelsäulenpolen" auftreten, so insbesondere im bewegungsexponierten Kopfgelenk (atlantoaxiales Gelenk) und, entgegengesetzt, im unteren Wirbelsäulen- bzw. untersten Rückenmarksbereich (Cauda-Conus-Syndrom). Rückenschmerzerkrankungen stellen durch ihr komplexes Zusammenspiel von Knochen-, Gelenk-, Band-, Gefäß-, Nerven- und Rückenmarksfaktoren und der ständigen Provokation durch den aufrechten Gang des Menschen auch eine der häufigsten Gefahrenquellen für Schmerzchronifizierung, den sog. chronischen Rückenschmerz, dar.

Beschwerdebild: Wirbelsäulenschmerzen kennt fast jeder Mensch, in jüngeren Jahren gelegentlich, im Alter oft ständig. Der „Hexenschuß" ist dagegen ein akuter, meist abrupt einsetzender, heftigster Schmerz mit Muskelhartspann, dem häufig eine plötzliche Nervenwurzelkompression durch Bandscheibenvorfall, aber auch andere Wirbelsäulenaffektionen, unter Umständen auch Nachbarschaftsprozesse, zugrunde liegen können. Das Beschwerdebild ist durch akuten Schmerz, Bewegungsblockade und Nervenreiz- oder Ausfallserscheinungen (Empfindungsstörungen und Lähmungen) gekennzeichnet. In bestimmten Wirbelsäulenabschnitten können weitere Funktionsverluste (z.B. Blasenentleerungsstörungen) hinzukommen. Der „Hexenschuß-Schmerz" ist ein akuter Nervenstammschmerz, der durch direkten Druck auf die Nervenwurzel im Rückenmarks- oder Nervenkanal („Wurzeltasche" des Nervs), aber auch durch die Reizung der Empfindungsnerven des Wirbelsäulensegmentes selbst, nämlich der Rückenmarks- und Nervenhäute, des Bandscheibenfaserrings, der kleinen Wirbelsäulengelenke und ihrer Bandverbindungen, verursacht wird. Sekundär kommt es auch zu Gefäß- und Muskelreaktionen, die u.a. Muskelhartspann und Bewegungsblockade bedingen. Die betroffene Nervenwurzel führt zu einer charakteristischen, auf das Versorgungsgebiet des Nervs beschränkten

Schmerzausstrahlung (z.B. „Ischialgie"). Der Schmerz selbst ist entsprechend stechend, schneidend, neuralgieähnlich. Auswirkungen auf die Nachbarsegmente und die Gesamtstatik der Wirbelsäule führen oft zu fortgeleiteten und fernab gelegenen Schmerzen. Die Bestimmung des betroffenen Empfindungsdermatoms ist eine einfache und elegante Methode, um die Höhe der Nervenwurzelschädigung festzustellen. Während die Wirbelkörper selbst und die streng segmentförmige Nervenausbreitung im Rumpfbereich ein besonders klares Relikt der phylogenetischen Herkunft des Menschen ist, kann diese Gliederung an Armen und Beinen weniger gut abgelesen werden, da in der embryonalen Entwicklung mit dem Aussprossen der Extremitäten „die Segmente mitgenommen" und „verdreht" werden. Unter Berücksichtigung dieser Besonderheit läßt sich dann aber doch sehr einfach vom Dermatom auf die Schmerzquelle folgern (Abb. 24). Eine entsprechende Höhen-

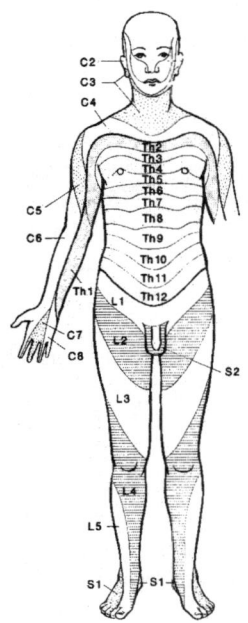

Abb. 24: Die Rückenmarksetagen
C 1 bis S 1 und ihre Hautsegmente
(Dermatome) (aus Duus 1995)

85

lokalisation ist auch durch die Bestimmung der Myotome, d.h. der von einer bestimmten Nervenwurzel versorgten Muskulatur möglich. Weniger genau lassen sich dagegen vegetative Funktionen zuordnen.

Mechanismen des Bandscheibenvorfalls: Die Bandscheiben stellen eine Art elastischen Puffer mit weichem Kern und hartem äußeren Ring dar. Rumpfbewegungen belasten somit besonders den Bandscheibenrand. Zum Bandscheibenvorfall kann es kommen, wenn bei Verschleißerscheinungen und Überlastung der Bandscheibenring zerreißt und der Kern nach hinten in den Wirbelkanal gedrückt wird. Eine mildere Form stellt die bloße Bandscheibenvorwölbung, das sog. Bulging, dar. Wird ein Teil der vorgefallenen Bandscheibe abgequetscht, spricht man vom Sequester, der den Nervenwurzelkanal oder den Spinalkanal einengen kann. Für das Beschwerdebild des Bandscheibenvorfalls sind zwei Lokalisationsmerkmale von ausschlaggebender Bedeutung: Die Wirbelsäulenetage und die Austrittsrichtung des Bandscheibenvorfalls.

Da das Rückenmark bereits im oberen LWS-Bereich endet, verlaufen im unteren LWS-Bereich nur noch Nervenwurzeln im Wirbelkanal, die Cauda equina. Die Bandscheibenvorfälle hier können somit nur Nervenwurzeln, nicht aber das Rückenmark schädigen. Im Gegensatz dazu können Bandscheibenvorfälle im HWS-Bereich in allen Etagen auch das Rückenmark beengen. Das zweite wichtige Lokalisationsmerkmal ist der Austrittsort des Bandscheibenvorfalles, nämlich der sog. mediale oder (medio-) laterale (mittlere oder seitliche) Bandscheibenvorfall (Abb. 25 a, b).

Der Bandscheibenvorfall tritt beim Zerreissen des Faserrings und des Längsbandes stets nach rückwärts in Richtung auf den Rückenmarkskanal auf. Dort können dann beim seitlichen Bandscheibenvorfall die Nervenwurzeln, beim medialen im HWS-Bereich unter Umständen das Rückenmark, komprimiert werden. Im HWS-Bereich ist ferner eine Beengung der HWS-Arterie (A.vertebralis) möglich. Auch knöcherne Wirbelkörperauflagerungen (bei Spondylosis deformans) können entsprechende Symptome hervorrufen.

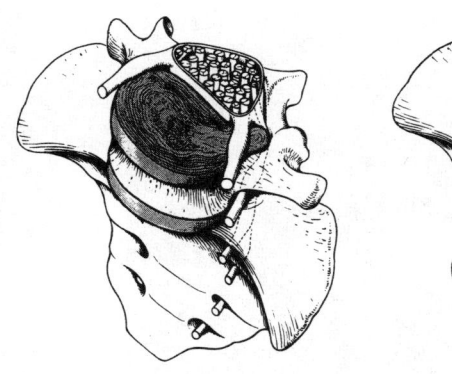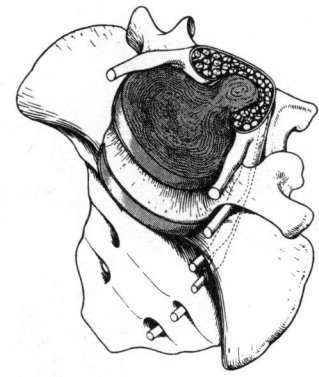

Abb. 25 a): Schema eines Bandscheibenvorfalls zwischen 4. und 5. LWK. linkes Bild: Kompression der 5. Nervenwurzel rechts; rechtes Bild: Beengung der Nervenwurzeln im Spinalkanal (Cauda equina) (aus Duus 1995)

Bandscheibenvorfall im LWS-Bereich: Annähernd 90 % der Bandscheibenvorfälle treten zwischen 5. LWK und Kreuzbein (SWK 1) und 4. und 5. LWK auf. Bei der Segmentlokalisation im Lumbalbereich ist zu berücksichtigen, daß die Nervenwurzeln etwas höhenversetzt zur Wirbeletage austreten und im Rückenmarkskanal die untersten Nervenwurzeln mehr in der Mitte, darübergelegene mehr seitlich verlaufen, wodurch mittlere Bandscheibenvorfälle auch tiefergelegene Nervenwurzeln mitbetreffen können. Häufig äußert sich der akute Bandscheibenvorfall als Hexenschuß, der bei Belastung (schweres Heben, „falsche Bewegung") auftritt und mit plötzlichen, heftigsten Kreuzschmerzen, Schmerzausstrahlung in Gesäß und Beinrückseite und Muskelhartspann einhergeht. Oft sind die Patienten bewegungsunfähig und können sich nicht mehr aufrichten. Sehr charakteristisch ist die Schmerzverstärkung bei Husten, Pressen und Niesen. Der Arzt stellt Empfindungsstörungen an Beinaußenseite und Fußrand, Lähmungen von Großzehen- und Zehenhebung sowie der Fußdrehung, ferner Reflexstörungen und Nervendehnungsschmerz fest.

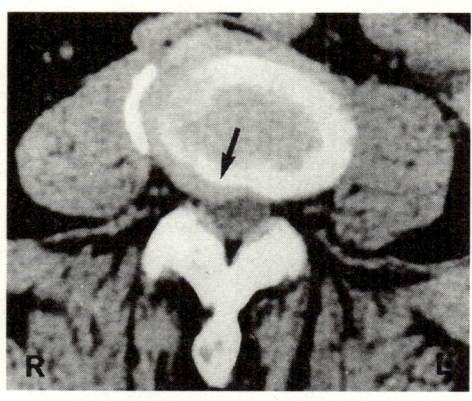

Abb. 25 b): Computertomogramm eines lateralen Bandscheibenvorfalls rechts mit Nervenwurzelkompression (Pfeil) und Einengung des Zwischenwirbelkanals. (Beachte: Seitenverkehrung und Drehung um 180° gegenüber Schema 25 a aufgrund der Darstellungskonvention). (CT Bilder freundlicherweise zur Verfügung gestellt von Herrn Dr. Backmund, MPI für Psychiatrie, München)

Bandscheibenvorfall im HWS-Bereich: Bei dem weit weniger häufigen Bandscheibenvorfall im HWS-Bereich kommen (aufgrund des besonders kräftigen hinteren Längsbandes) glücklicherweise vorwiegend seitliche Vorfälle vor, die vor allem die Nervenwurzel und nicht das Rückenmark komprimieren. Seitliche Vorfälle werden hier auch als „weicher", mittlere als „harter" Prolaps bezeichnet. Symptome sind der heftige lokale HWS-Schmerz, der Nervenwurzelschmerz mit Ausstrahlung in den Arm (Brachialgie), der Muskelhartspann und die Bewegungsblockade, besonders bei Kopfwendung zur betroffenen Seite oder bei HWS-Streckung. Neurologische Defizite im betroffenen Nervengebiet können hinzukommen. Meist sind die unteren HWS-Etagen betroffen. Im Gegensatz zum lumbalen Bandscheibenvorfall, der oft nach „Verheben" oder „unrechter Bewegung" auftritt, stellt sich der Bandscheibenvorfall im HWS-Bereich nicht selten ohne vorangehende Verletzung oder Belastung oder sogar im Schlaf ein. Der im HWS-Bereich extrem seltene mediane Bandscheibenvorfall kann auch das

Rückenmark beengen und damit zu einer Beeinträchtigung der auf- und absteigenden „langen Bahnen" zwischen Gehirn und Peripherie führen, so daß Empfindungsstörungen und Lähmungserscheinungen an beiden Beinen, schlimmstenfalls „hohe Querschnittssymptome" drohen. Alle akuten Symptome in dieser Richtung erfordern sofortige Abklärung. Chiropraktische Manipulationen können verhängnisvoll sein.

Abgrenzungen: Akute Nervenwurzelsyndrome können auch bei lokalen Verletzungen, Entzündungen, Gefäßprozessen, Tumoren u.a. auftreten. Im HWS-Bereich kommen Nervenwurzelsyndrome nicht selten nach HWS-Schleuderverletzungen vor („Beschleunigungstraumen", z.B. bei Auffahrunfällen). Besondere diagnostische Aufmerksamkeit erfordern Erkrankungen des atlanto-axialen oder „Kopfgelenkes", wie z.B. anlagebedingte Fehlbildungen und rheumatische Prozesse, da bei diesen oft bedrohlichen Störungen heute neurochirurgische und neuroorthopädische Hilfen möglich sind. Im LWS-Bereich kommt als Variante das Cauda-Conus-Syndrom vor, bei dem neben Nervenwurzeln (Cauda) das Rückenmarksende (Conus) mit den Blasen-Mastdarm-Zentren komprimiert wird. Hier ist umgehend eine Operation notwendig. Bei akuten Rückenschmerzsyndromen muß ferner an Nachbarschaftsprozesse, z.B. der Gefäße (Aneurysma dissecans), des Bauchraums und der Nierenregion gedacht werden.

Chronische Rückenschmerzsyndrome: Rückenschmerz ist nach Kopfschmerz die zweithäufigste Schmerzform mit langdauerndem oder chronischem Verlauf. Unter den vielfältigen Ursachen sind wiederum am wichtigsten die mit dem Alter zunehmenden Verschleißerscheinungen der Wirbelsäule. Dazu gehören Bandscheibenänderungen ohne akuten Vorfall (Diskusprotrusionen) und fortdauernder Schmerz nach Bandscheibenoperation, das sog. Postdiskotomie-Syndrom. Schmerzsensitivierungsmechanismen dürften dabei eine Rolle spielen (vgl. Kapitel I. 3). Die „neurologische Schaufensterkrankheit" oder neurogene Claudicatio (Stehenbleiben nach kurzer Wegstrecke wegen Beinschmerzen) beruht auf einem abnorm engen Wirbelkanal im LWS- oder HWS-Bereich (Spinalstenose).

Bandscheibenvorwölbungen können die Enge zusätzlich verstärken. Der heftige Beinschmerz ist durch die „Hohlkreuzhaltung" beim Gehen mit Beengung der Nervenwurzeln bedingt und bessert sich – ähnlich wie beim Gefäßschmerz – durch die Entlastung beim Pausieren.

Bei der Spinalstenose der HWS können Nackenschmerzen, Nervenwurzelschmerzen in den Armen und, beim Kopfvorwärtsneigen, schmerzhaftes Elektrisieren in den Beinen auftreten. Bei Lähmungserscheinungen an den Beinen und Blasenstörungen muß rasche operative Entlastung erfolgen (zervikale Myelopathie).

Der chronische Rückenschmerz, insbesondere Kreuzschmerz, dem kein Bandscheibenvorfall und keine typischen Nervenwurzelschmerzen zugrunde liegen, darf keineswegs als funktionell, psychogen etc. etikettiert werden, da in den einzelnen Bewegungssegmenten (Abb. 26) eine Vielzahl unterschiedlicher Knochen-, Gelenk-, Band-, Gefäßursachen u.a. vorliegen kann. Die mit dem Alter zunehmende Bandscheibenzermürbung mit Auswalzung über die Wirbelkörpergrenzen hinaus, Verschmälerung der Zwischenwirbelräume, verstärkte Belastung der kleinen Wirbelgelenke, Einengung der Zwischenwirbelräume, Lockerung in den Bewegungssegmenten, degenerative knöcherne Auflagerungen usw. können eine ständige Schmerzquelle bedingen.

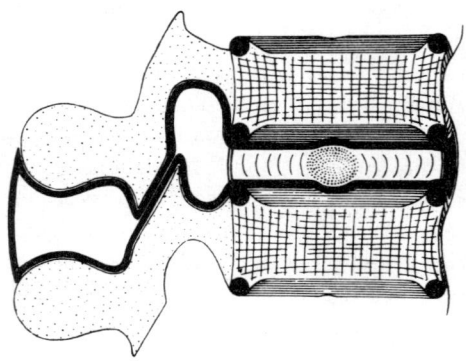

Abb. 26:
Bewegungssegment
der Wirbelsäule mit
den Zonen
besonderer Belastung
und „Abnützungs-
erscheinungen" (aus
Trost 1983)

Pseudoradikuläre Schmerzen folgen nicht den charakteristischen Dermatomen und sind somit nicht durch die Nervenwurzelkompression, sondern durch Bewegungsstörungen eines Wirbelsäulensegmentes (Derangement, Shift oder Instabilität) verursacht. Als Folge von Bandscheiben- und Gelenkverschleiß tritt das sog. *„Facetten-Syndrom"* mit schmerzhafter Blockierung eines Bewegungssegments auf. Schmerzbedingte Fehlhaltungen können zusätzlich Bandstrukturen überfordern („ligamentäres Überlastungs-Syndrom"). Die häufigsten Ursachen des chronischen Rücken- und Kreuzschmerzes sind mangelnde Bewegung, Überlastung, Fehlbeanspruchung, Fehlbildung, Störungen der Wirbelsäulenstatik, aber auch stoffwechselbedingte Knochenstörungen (z.B. Osteoporose).

Beim *Postdiskotomie-Syndrom* („failed-back-surgery-syndrome") mit chronischem Schmerz nach einer oder mehreren Bandscheibenoperationen liegt gelegentlich ein neuerlicher Vorfall in der gleichen oder in der Nachbaretage vor oder es finden sich Sequester, Vernarbungen und die oben erwähnten Faktoren. Sofern nicht eine neuerliche Operation erforderlich ist, kommen die Behandlungsprogramme der „Rückenschule", gelegentlich aber auch Versteifungsoperationen (z.B. lumbosakrale Distraktionsspondylodese mit Spanimplantation), in Frage.

4. Gelenkschmerz und rheumatoide Arthritis

Schmerzen der Extremitäten- und Wirbelsäulengelenke gehören zu den überhaupt häufigsten Schmerzformen und Behinderungen. Der Gelenkschmerz ist zudem der Prototyp des peripher ausgelösten Schmerzes, da die entzündlichen oder degenerativen Gelenkveränderungen zu direkter Nozizeptorenreizung führen. Bei der Gelenkschleimhautentzündung (Synovialentzündung) werden zusätzlich Entzündungsmediatoren, wie z.B. Prostaglandine und Leukotriene (vgl. Kapitel I. 3) freigesetzt, die Schmerz und Entzündung unterhalten und verstärken. Die wichtigste entzündliche Gelenkerkrankung ist die rheumatoide Arthritis oder chronische Polyarthritis, die bevorzugt die kleinen Gelenke an Händen und Füßen, besonders beim jüngeren Menschen, befällt. Gelenkschmerz und Bewegungsbehinderung sind die Leitsymptome der Erkrankung.

Entzündliche Gelenkerkrankungen treten jedoch in vielen Varianten auf, befallen einzelne, mehrere oder viele Gelenke (Mono-, Oligo- und Polyarthritis), haben oft systemischen Charakter und können auf andere Organsysteme übergreifen. Unter anderen Gelenkstörungen stehen Verletzungen und altersbedingte Verschleißerscheinungen, vor allem der Wirbelsäule und der Hüft- und Kniegelenke, im Vordergrund (Arthrose).

Rheumatoide Arthritis: Wenn auch die Monoarthritis (Erkrankung eines einzelnen, oft großen Gelenkes) meist noch schmerzhafter und akuter verläuft, stellt doch die chronische Polyarthritis die eigentliche und schwer behindernde Schmerzkrankheit des Bewegungssystems dar. Die chronische Polyarthritis (früher primäre oder progrediente chronische Polyarthritis = PCP) beginnt meistens schleichend und schubförmig, selten akut, betrifft vielfach junge Menschen, Frauen häufiger als Männer. Das Leitsymptom Gelenkschmerz begleitet die rheumatische Entzündung vieler kleiner Gelenke, anfänglich der Fingergrund-, Fingermittel- und der Handgelenke, später der Zehen- und Fußgelenke. Die betroffenen Gelenke sind geschwollen, manchmal gerötet, erhitzt, die Finger besonders morgens steif und bewegungseingeschränkt, so daß feinmotorische Verrichtungen, wie etwa Knöpfe schließen, behindert sind. (Zur Diagnose werden vier von sieben „ARA-Kriterien", nämlich Morgensteifigkeit, Schwellung mehrerer Gelenke, Befall von Hand- oder Fingergelenken, Symmetrie der Gelenkschwellungen, Rheumaknoten, positive Rheumafaktoren und Röntgenveränderungen, innerhalb von sechs Wochen gefordert.)

Die entzündlichen Prozesse nehmen allmählich zu und greifen auf Nachbarschaftsstrukturen wie Bänder, Sehnen, Muskeln, Knochen und auf große Gelenke über (Sprung-, Knie-, Ellbogen- und Schultergelenke).

Spätfolgen sind Gelenkdeformationen mit Fehlstellungen, Beugekontrakturen der Fingergrundgelenke, Krallenzehen u.a. mit oft schweren Behinderungen von Handfunktion und Gehfähigkeit (Abb. 27). Alle Stadien werden von oft schwersten Schmerzen begleitet. Besonders gefährlich ist der Rheumabefall am Kopfgelenk, der zur „atlanto-axialen Verschiebung" mit Gefäß- und Rückenmarksbeengung führen kann. Die außerordentlich wichtige, rechtzeitige Erkennung erlaubt heute eine wirksame operative Versorgung. Schließlich kann Rheuma auch außerhalb der Gelenke an Organsystemen wie Haut, Gefäßen, Nerven und gelegentlich an anderen Organen auftreten.

Schmerzmechanismen bei rheumatoider Arthritis: Der Gelenkschmerz ist durch den rheumatischen Prozeß selbst, später auch durch die destruktiven Gelenkveränderungen und andere Sekundärfolgen bedingt (Muskel-, Nerven- und Knochenbeteiligung). Beim „Rheumaschub" spielen Autoimmunvorgänge (gegen körpereigenes Gewebe gerichtete Abwehrprozesse) eine ausschlaggebende Rolle. Immunkomplexe aktivieren an der

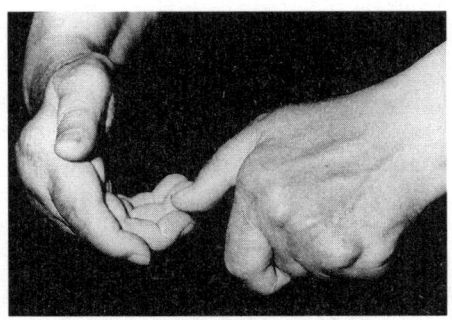

Abb. 27: Entzündliche Veränderungen und sekundäre Fehlstellungen der Hände eines Patienten mit rheumatoider Arthritis. Unvollständige Handstreckung links und Außenabweichung der rechten Hand bei Beugeversuch („Ulnardeviation").
(Abbildung freundlicherweise zur Verfügung gestellt von Herrn Chefarzt Dr. Pilger, Städtisches Krankenhaus München-Schwabing)

Gelenkschleimhaut (Synovialmembran) eine „Komplementkaskade", die zur Freisetzung zahlreicher aggressiver, entzündungsauslösender Substanzen führt. Solche Entzündungsmediatoren sind Zellelemente wie bestimmte Blut- und Schleimhautzellen sowie zahlreiche immunreaktive Substanzen. Allgemein läßt sich der rheumatische Prozeß als „irrtümlicher Angriff" auf körpereigene Knorpelstrukturen verstehen. Der rheumatische Prozeß beruht gewissermaßen auf einer Fehlerkennung einer körpereigenen (autologen) Struktur als Fremdstruktur.

Obwohl die eigentliche Ursache des rheumatischen Prozesses noch immer unbekannt ist, bestehen Kenntnisse über die destruierenden Gelenkmechanismen selbst. In diesem Kampf zwischen Aggressoren und Verteidigern sind zahlreiche „Schlachtenformationen" beteiligt. In vorderster Reihe der Aggressoren scheinen bestimmte Lymphozyten (T-Zellen, z.B. CD4-Helfer-Zellen) zu stehen, die durch ein Antigen aktiviert wurden. Die T-Zellen aktivieren (auf noch unbekannte Weise) Monozyten und Makrophagen, die in die Gelenkschleimhaut eindringen und dort das sog. destruktive Pannusgewebe auf dem Knorpel bilden. Diese aktivierten Makrophagen produzieren große Mengen an entzündungs- (und schmerz-) vermittelnden Substanzen (Mediatoren) wie Prostaglandine, Neopterin und entzündungsfördernde Zytokine, insbesondere Interleukin 1 (IL-1) und Tumor-Nekrose-Faktor (TNF-α). Im Abwehrkampf gegen diese knorpelaggressiven Elemente setzt der Organismus als Abwehrwaffen vor allem Zytokin-Hemmer ein, z.B. antagonistische Proteine wie das IL-1-Rezeptorantagonist-Protein (IRAP) und den transformierenden Wachstumsfaktor (Transforming growth factor = TGF-β). Besonders TGF-β scheint die Funktion der T-Zellen (und der B-Zellen) zu hemmen, die Fibrogenese zu stimulieren und damit eine wichtige Rolle für das Abklingen der Entzündung, möglicherweise auch für die Gewebsheilung, zu spielen. Während des rheumatischen Prozesses werden somit Schmerzrezeptoren des betroffenen Gelenks (Gelenkknorpel, Gelenkkapsel und Nachbarschaftsstrukturen) direkt durch freigesetzte entzündungsfördernde Substanzen (z.B. Prostaglandine), später auch durch die sekundären Gelenkveränderungen, stimuliert. Die Gelenkreizung wird über die A-δ- und C-Faser-Nozizeptoren zum Hinterhorn des Rückenmarks und zentralen Nervensystem geleitet, wo die weitere Schmerzreizverarbeitung erfolgt. Eine Schmerzchronifizierung kann daher durch die lokalen Prozesse wie auch durch die spinale Schmerzsensitivierung zustande kommen (vgl. Kapitel I. 3).

Abgrenzungen: Der anfänglich symmetrische Befall kleiner Gelenke grenzt die chronische Arthritis von anderen schmerzhaften Gelenkerkrankungen ab, insbesondere von der Monoarthritis eines einzelnen, meist großen Gelenkes und der Oligoarthritis mehrerer Gelenke. Akute Gelenkschwellungen verursachen oft besonders heftige Schmerzen (z.B. Gichtanfall). Schmerzhafte Gelenkaffektionen kommen auch im Rahmen einer Vielzahl anderer Erkrankungen vor, so bei Stoffwechselstörungen („Kristallarthropathie" bei Gicht), als reaktive Arthritiden nach Darminfektionen (Yersinien, Salmonellen, Campylobacter) und der Variante des Reiter-Syndroms, bei anderen lokalen oder Allgemeininfektionen (Tuberkulose, Staphylokokken- und Streptokokkeninfektionen, Borreliose, den Geschlechtskrankheiten Syphilis, Gonorrhoe und Aids), sowie manchen Hormon- und Blutkrankheiten. Bewegungsabhängiger Gelenkschmerz und Bewegungseinschränkung begleiten auch die Verschleißerscheinungen an Gelenken und Wirbelsäule im höheren Alter (vgl. Kapitel III. 3). Einige schwere Gelenkdeformitäten verlaufen indessen schmerzlos (vgl. Kapitel III. 6)

Weichteilrheumatismus ist ein Sammelbegriff für sehr unterschiedliche schmerzhafte Bewegungshemmungen des Bewegungssystems. Die Periarthropathie (Periarthropathia humeroscapularis = PHS) ist eine schmerzhafte Schultergelenkssteife mit Muskelschmerzen (Myalgien).

Die *Fibromyalgie* ist eine generalisierte Tendomyopathie (Sehnen und Muskeln betreffend), vorwiegend bei Frauen. Schmerzen und „Tenderpoints" an Muskeln und Sehnenansätzen (Abb. 28) bestehen definitionsgemäß an mindestens vier Körperstellen und sind u.a. mit chronischem Kopfschmerz,

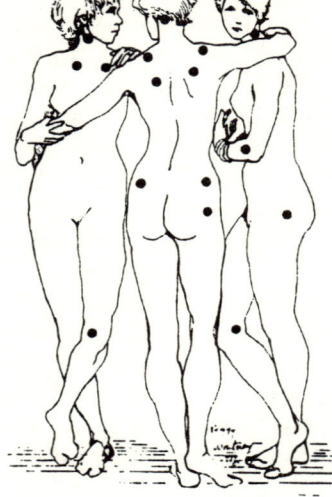

Abb.28: Tender points bei Fibromyalgie nach den Kriterien des American College of Rheumatology (aus Wolfe et al. 1990)

Leistungsunfähigkeit, Schlafstörung, Angst und depressiven Verstimmungszuständen verbunden. Ein psychosomatisches Krankheitsbild mit depressiver Komponente wird diskutiert.

5. Krebsschmerz

Der Begriff „Krebsschmerz", der aus der Hospizbewegung stammt, hat sich im engeren Sinne zur Kennzeichnung von Schmerzen bei unheilbarem Krebsleiden eingebürgert, wird im weiteren Sinne aber auch zur Kennzeichnung aller mit bösartigen Tumoren verbundenen Schmerzzustände verwendet. Abzugrenzen sind die manchmal bedrohlichen Schmerzen bei gutartigen Tumoren, z.B. durch die Lokalisation im Schädelinnenraum.

Die Schmerzen bei bösartigen Tumorerkrankungen sind durch den Tumor selbst, seine Fernwirkungen (Metastasen bzw. Tochtergeschwülste) oder systemische (immunologische, toxische u.a.) Prozesse bedingt. Schmerzen können aber auch als Folge der Tumorbehandlung (z.B. Operation, Chemotherapie, Bestrahlung) auftreten. Daneben muß auch an tumorausgelöste oder tumorunabhängige Schmerzen gedacht werden (z.B. Zosterneuralgie infolge Abwehrschwäche). Bei fortgeschrittener Krebserkrankung bedürfen etwa zwei Drittel der Patients einer eigenständigen Schmerzbehandlung. Die Schmerzlinderung bei Krebskranken ist schon deswegen unerläßlich, da die Kranken ohnedies schon unter vielen körperlichen Beeinträchtigungen leiden und der Schmerz die noch verbliebenen Lebensmöglichkeiten weiter drastisch einschränkt. Krebsschmerzen erfordern ein gewissenhaftes Konzept der Schmerzlinderung (WHO-Stufenplan). Die effektive Schmerzbehandlung darf aber mögliche anderweitige Eingriffe nicht generell ausschließen (z.B. Operation umschriebener Tochtergeschwülste des Rückenmarks, die eine Querschnittslähmung bedingen würden, und manch anderer „Solitärmetastasen"). Beim Großteil der Patienten mit Krebsschmerz sind übliche Schmerztherapien hinreichend wirksam, bei einem kleineren Teil spezielle Maßnahmen notwendig. Allerdings verbleibt dann noch immer eine Anzahl schwer lösbarer Schmerzprobleme.

Tumorbedingte Schmerzen: Tumoren führen durch infiltratives oder verdrängendes Wachstum zu Schmerzen in den befallenen Organen selbst, können aber auch durch die Verlegung von Hohlorganen heftige, kolikartige Schmerzen auslösen (z.B. Darm, Gallenwege und Harnleiter). Der Tumor kann auch in die Blutgefäßwand einwachsen oder die Blutgefäße beengen und verschließen. Es treten dann Blut- und Sauerstoffmangel und nachfolgend ein „Ischämieschmerz" auf, ähnlich dem bei Angina pectoris. Die Gewebszerstörung kann zu Lymphstauung, Schwellung, Gewebsernährungsstörungen und Entzündungen führen, die den tumorbedingten Schmerz noch verschlimmern. Besonders schwerwiegende Schmerzzustände entstehen bei Tumoren im Schädelinnenraum, da sich der Tumor nicht beliebig frei ausdehnen kann. Der Schmerz entsteht allerdings nicht durch die Kompression des Hirngewebes selbst, sondern durch die damit verbundene „Zerrung" an Hirnhäuten, Gefäßen und anderen Hüllstrukturen. Bei fortschreitendem Tumorwachstum kann es zum sog. Hirndruck und Liquorabflußstörung mit unerträglich heftigen Schmerzen kommen. Die Hirnschwellung führt dabei zur lebensbedrohlichen „Einklemmung" des Hirnstammes in die Hinterhauptsöffnung des Schädels mit Kompression der dort gelegenen vegetativen Steuerzentren.

Unter den Fernwirkungen bösartiger Tumoren stellen die Tochtergeschwülste in den Knochen (Knochenmetastasen) die häufigste Schmerzursache dar. Metastasen mit Knochenzerstörung sind meist besonders schmerzhaft. Tumoren, die zu Knochenmetastasen disponieren, sind Karzinome von Lungen, Brust, Prostata, Nieren und Schilddrüse. Häufigste Lokalisationen sind Wirbelkörper, Becken, Rippen, Röhren-, aber auch Schädelknochen. Besonders gefährlich sind Metastasen an der Schädelbasis, im Wirbelkanal und im Kopfgelenksbereich. Die Schmerzen werden als tiefsitzend, bohrend und stechend beschrieben. Der belastungs- und bewegungsabhängige Schmerz ist oft Grund für die Bettlägerigkeit des Patienten. Bei Knochenschmerzen handelt es sich (ähnlich wie bei Gelenkschmerzen) um einen über die peripheren Schmerzrezeptoren ausgelösten Schmerz. Häufig besteht vermehrte Prostaglandinausschüttung.

Krebs und Nervensystem: Der Tumorbefall des Nervensystems ist ebenfalls mit oft besonders massiven und zuweilen schwer beherrschbaren Schmerzen verbunden. Im Schädelbasis- oder Wirbelsäulenbereich führen die durch Tumorinfiltration, Durchblutungsstörung, Schwellung u.a. beengten Nerven zu schmerzhaften Mißempfindungen und neuralgischen Schmerzen. Zu den stärksten Schmerzformen gehört der Tumorbefall des Arm- oder Beinnervengeflechtes (Arm- und Beinplexus). Am Armnervengeflecht können Brustkrebs, Lungenspitzenprozesse und Lymphknoten- oder Blutkrebs zu Armplexusneuralgien mit einschießenden, hartnäckigen Schmerzen (ähnlich der neuralgischen Schulteramyotrophie) führen. Die Beinplexusneuralgie entsteht durch Prozesse im kleinen Becken und Enddarm und durch Kreuzbein- und Beckenringmetastasen. Außer den lokalen Metastasen kommen auch ausgestreuter (multifokaler) oder diffuser Befall der Hirn- und Rückenmarkshäute vor (meningeale Carcinomatosis). Ähnlich wie bei akuten Meningitisformen bestehen hier heftigste diffuse Kopf- und Rückenschmerzen mit Zeichen der Hirnhautreizung (Meningismus) und oft schweren vegetativen Allgemeinsymptomen. Die meisten dieser neurologischen Schmerzzustände erfordern entschiedenes und rasches ärztlches Handeln, z.B. Behandlung des Hirndrucks oder der Liquorabflußstörung, Beseitigung der Rückenmarkskompression, intrathekale Chemotherapie, Operation einer Solitärmetastase, Vorbeugung gegen Spontanfrakturen. Die Behandlung bei Krebsschmerz erfordert daher zwar die bestmögliche Schmerzlinderung, die aber die Aufmerksamkeit für beherrschbare Komplikationen nicht verdecken sollte.

6. Schmerzlosigkeit und schmerzhafte Gefühllosigkeit

Die Lebensnotwendigkeit von Schmerz als Warnsignal wird an den anlagebedingten oder erworbenen Formen der Schmerzlosigkeit besonders deutlich. Unterbrechung oder Verlust von Schmerzleitungen im Rückenmark (spinothalamische Bahn) führt zum Ausfall der Schmerz- und Temperaturempfindung im peripheren Nerv und zum Ausfall weiterer Empfindungsqualitäten. Wegen der Komplexität der Schmerzverarbeitung überrascht aber nicht, daß sich trotz ausgeschalteter Gefühls- und Schmerzleitungen erneut schmerzhafte Mißempfindungen oder stark quälende Schmerzformen einstellen können (vgl. Phantom- und Thalamusschmerz, zentrale Schmerzen, Kapitel II. 3, 4, 5). Besonders tückisch sind die Schmerzen beim Rückenmarks-Querschnittssyndrom und die schmerzhafte Gefühllosigkeit (Anaesthesia dolorosa), die nach einer Trigeminus-Operation auftreten kann. Auch an den inneren Organen kann gefährliche Schmerzlosigkeit vorkommen, so z.B. am Herzen als schmerzlose Angina pectoris und stummer Myokardinfarkt.

Erscheinungsbilder: Eine paradoxe Schmerzlosigkeit bei schwersten Verletzungen (Autounfälle, Kriegsverletzungen) wird als „psychischer Ausnahmezustand" interpretiert. In manchen Kulturkreisen setzen sich Menschen aus rituellen Gründen schweren Martern aus, wobei Trance oder ekstatische Zustände die Schmerzempfindung offensichtlich drastisch reduzieren (Feuerläufer, Fakire usw.). Es handelt sich hier wohl um Extrembeispiele „psychischer Schmerzhemmung". Verringertes oder fehlendes Schmerzempfinden besteht manchmal auch bei schweren Selbstverletzungen im Rahmen psychotischer Erkrankungen. Beidseitige Verletzungen oder Erkrankungen des basalen Frontalhirns oder der Hirnstrukturen oberhalb des Balkens (Cingulum) können zu einer distanzierten Schmerzempfindung führen, in der der Schmerz zwar wahrgenommen, aber gewissermaßen von der eigenen Person abgetrennt, nicht mehr als beeinträchtigend und quälend empfunden wird. Schließlich wurde vereinzelt von Menschen mit angeborener Schmerzunempfindlichkeit berichtet, bei denen Schmerzbahnen oder Schmerzzentren des Nervensystems nicht vorhanden sind oder eine „funktionelle" Schmerzunempfindlichkeit aufgrund unbekannter genetischer Defekte besteht. Diese Patienten sind außerordentlich gefährdet, da sie als Kinder nicht lernen, abnorme Belastungen und Verletzungen zu meiden und so z.B. die Gelenke frühzeitig verschleißen. Diese völlige Schmerzunempfindlichkeit entspricht somit angeborener Taubheit oder Blindheit und – durch die gestörte Schmerzlernfähigkeit – einer Art Schmerztaubheit.

Zu Schmerzlosigkeit, manchmal aber auch zu paradoxen Schmerzempfindungen, führen krankheitsbedingte Blockaden der Schmerzbahnen des Rückenmarks oder Gehirns (Spinothalamische Bahnen). Bei diesen Patienten ist die Temperatur- und Schmerzempfindung im Versorgungsgebiet der ausgefallenen Bahnsysteme aufgehoben, so daß sie z.B. den Hitzeschmerz einer Herdplatte nicht spüren (und vielleicht erst durch den Verbrennungsgeruch auf die schwere Verletzung aufmerksam werden). Gelegentlich können aber trotz der fehlenden peripheren Schmerzwahrnehmung „zentrale" Schmerzen auftreten (vgl. Kapitel II. 3, 4, 5).

Das *Wallenberg-Syndrom*, Folge einer Durchblutungsstörung einer Hirnstammarterie (A. cerebelli post. inf. = Pica), das von dem Danziger Arzt Wallenberg schon vor weit über 100 Jahren zuerst aus dem klinischen Syndrom, später dem neuropathologischen Befund mit großer lokalisatorischer Präzision beschrieben wurde, ist durch eine Reihe akuter, stark beeinträchtigender Symptome wie Drehschwindel, Erbrechen, Nystagmus, Schluckstörung u.a. und die sog. gekreuzte dissoziierte Empfindungsstörung von Rumpf und Extremitäten einer Körperseite charakterisiert. Letztere führt zu einer Wahrnehmungsstörung für Schmerz- und Temperaturempfinden (z.B. für Nadelstiche und Hitzeschmerz).

Der *Syringomyelie und Syringobulbie* liegt eine (wie der Name unterstellt) oft flötenförmige Höhlenbildung in Rückenmark oder Hirnstamm zugrunde, die sich im Rückenmark so weit nach vorne ausdehnen kann, daß die dort kreuzenden spinothalamischen Bahnen beeinträchtigt oder zerstört werden und ebenfalls eine dissoziierte Empfindungsstörung, d.h. Verlust von Schmerz- und Temperaturempfinden (oft in querschnittsförmiger Verteilung), auftritt. Der Begriff „dissoziiert" drückt aus, daß nur Schmerz- und Temperaturempfinden, nicht aber Berührungsempfinden, Lagesinn etc. betroffen sind. Bei fortschreitendem Erkrankungsverlauf sind die Patienten meist zusätzlich durch andere, motorische und vegetative Störungen und wiederum durch paradoxe Schmerzen beeinträchtigt.

Bei *Querschnittssyndromen* des Rückenmarks, besonders bei „vorderer Kompression", werden (neben motorischen Funktionen) ebenfalls die Schmerz-Temperatur-Bahnen unterbrochen. Das Brown Séquard-Syndrom mit halbseitigen Rückenmarksstörungen führt entsprechend zu gekreuzten Schmerz- und Temperatursinnstörungen. Umgekehrt sind Querschnittspatienten oft trotzdem nicht vor Schmerzen geschützt, z.B. bei Bandscheibenvorfällen oder zentraler Schmerzauslösung. Schmerzlose Monoarthritis kommt bei zentralen Leitungsstörungen vor, z.B. bei tabischer Kniegelenksarthrose, einer Syphilis-Späterkrankung.

Schmerzhafte Gefühllosigkeit (Anaesthesia dolorosa) ist ein besonders quälender Dauerschmerz, der nach Nervenwurzelausrissen (z.B. Armplexusausriß) und Trigeminusoperationen vorkommt. Die heutigen selektiven Operationsverfahren schließen diese Schädigung weitgehend aus.

Als *„symptomlose Angina pectoris"* oder *„stummer Myokardinfarkt"* werden schmerzlose koronare Durchblutungsstörungen bezeichnet. Durch die fehlende Schmerzwahrnehmung können sich die Patienten nicht schonen und fühlen sich auch nicht zu ärztlicher Untersuchung und Behandlung veranlaßt. Besonders beim stummen Myokardinfarkt, wo schnellstmögliche Behandlung unerläßlich wäre und diese die Überlebenschance wesentlich erhöhen würde, sind die Patienten daher hochgradig gefährdet. Die Ursachen der schmerzlosen koronaren Herzkrankheit sind noch weitgehend unbekannt. Störungen von Schmerzleitung und zentraler Schmerzverarbeitung werden diskutiert. Selten liegt eine diabetische Neuropathie von Herznerven vor. Obwohl beim Diabetiker symptomlose Angina pectoris und stummer Myokardinfarkt etwas häufiger als beim Nicht-Diabetiker vorkommen, haben umgekehrt die weitaus meisten Patienten mit stummer Angina pectoris oder Myokardinfarkt keinen Diabetes mellitus. Andere Erklärungen wie eine Verstellung der „zentralen Schmerzempfindungsschwelle" sowie Opioideinflüsse konnten bislang nicht zureichend belegt werden. Die Schwierigkeit, dieses Rätsel der Schmerzlosigkeit zu lösen, hängt offensichtlich eng mit dem bislang insgesamt geringen Kenntnisstand über die Entstehung viszeraler Schmerzen zusammen.

IV. Schmerzbehandlung

1. Behandlungsplan

Bei akuten Schmerzzuständen ist in den meisten Fällen eine gezielte Schmerztherapie (z.B. Schmerzmittelgabe und Behandlung der Schmerzursachen) wirksam und ausreichend. Bei chronischen Schmerzzuständen (nach IASP-Kriterien länger als 6 Monate andauernd), bei denen oft mehrfache Schmerzursachen, Schmerzsensitivierung und Krankheitsverhalten, d.h. psychische und psychosoziale Faktoren im weitesten Sinne eine Rolle spielen, ist häufig eine mehrschichtige Behandlung notwendig (z.B. Psychopharmaka und Physiotherapie; Abb. 29). Die Feststellung einer Schmerzkonsensuskonferenz, daß das Behandlungskonzept bei chronischen Schmerzen „idealerweise aus einer Kombination verschiedener Therapieansätze" bestehen müsse, scheint aber die eher resignative Schlußfolgerung widerzuspiegeln, daß möglichst viele Maßnahmen das per se Richtige wären. Dabei sind einige Schmerzformen durchaus durch einen gezielten Eingriff zu beseitigen, und umgekehrt ist in manchen Fällen einfach noch keine hinreichend effektive Behandlung bekannt.

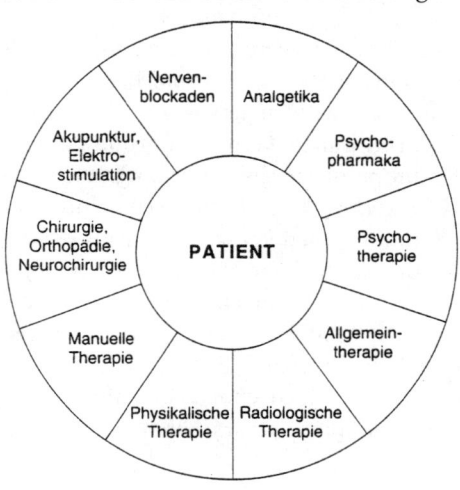

Abb. 29: Von Kocher (1981) vorgeschlagenes Methodenspektrum zur Behandlung akuter und chronischer Schmerzen

Dieses Eingeständnis bedeutet indessen nicht, daß bei hartnäckigen Schmerzen keine Hilfen möglich wären; allerdings
ist dann ein Behandlungsbündel besonders wichtig.

Aufgrund genauer Schmerzanalyse (vgl. Kapitel I. 4) und
Ursachenklärung muß der Arzt unter den zahlreichen und
sehr unterschiedlichen Verfahren die für eine bestimmte
Schmerzform geeignete Behandlung auswählen. Besonders bei
chronischem Schmerz müssen die verschiedenen Behandlungs-
bausteine in ihrer Reihenfolge und Kombination einem individuellen Behandlungsplan folgen. Manche Verfahren erfordern
eine aktive Mitarbeit des Patienten, wie z.B. verhaltensthera-
peutische Programme, zeitgerechte Medikamenteneinnahme,
„On-demand"-Analgesie und transkutane elektrische Nerven-
stimulation (TENS). Eine gewissenhafte Information des Patienten ist dazu unerläßlich. Bei einer Vielfalt von Verfahren
ohne medizinisch gesicherte Wirksamkeit gilt die Empfehlung,
gegenüber diesen Angeboten zumindest nicht weniger skep-
tisch zu sein als gegenüber den wissenschaftlich überprüften
Heilverfahren.

2. Schmerzhemmende Medikamente

Einfache Schmerzmittel (Nichtopioidanalgetika): Einfache
Schmerzmittel bewirken zwar geringere Schmerzlinderung als
morphinartige Schmerzmittel, haben aber keine Beruhigungs-
und Gewöhnungseffekte und werden daher als nichtnarko-
tische Analgetika bezeichnet. Einige werden aufgrund der ent-
zündungshemmenden, antiphlogistischen Wirkung auch bei
rheumatischen u.a. Gelenkerkrankungen eingesetzt. Ihre ent-
zündungshemmende Wirkung ist jedoch schwächer als die der
körpereigenen oder synthetischen Steroide (Cortison, Predni-
son, Dexamethason u.a.), weswegen sie auch als non-steroidal
anti-inflammatory drugs (NSAID) bezeichnet werden. Nichtsteroidale Analgetika sind durch vorwiegend peripheren An-
griffspunkt am Nozizeptor gekennzeichnet, so daß sie entsprechend bevorzugt bei peripher verursachten Schmerzzuständen eingesetzt werden.

Tabelle 4: Anwendungsbereiche einiger Nichtopioidanalgetika (nach Brune u. Beck 1993)

Anwendungsbereiche	Substanzen	Perorale Dosierungen beim Erwachsenen	
		Einzeldosis (ED)	Tages-Gesamtdosis
Nichtopioidanalgetika mit entzündungshemmender Wirkung (NSAIDs)			
Akute und chronische Schmerzen entzündlicher und rheumatischer Ursache, Gichtanfall, Tumorschmerzen (vgl. WHO-Schema)	Indomethacin	50 mg	150 mg
	Diclofenac	50 mg	150 mg
	Ibuprofen	800 mg	2400 mg
	Piroxicam (2 Tage bis 40 mg)	20 mg	20 mg
Akute Schübe bei degenerativen Gelenkerkrankungen, „Weichteilrheumatismus"	Indometacin	50 mg	100 mg
	Diclofenac	50 mg	150 mg
	Ibuprofen	600 mg	1800 mg
	Piroxicam (2 Tage bis 40 mg)	20 mg	20 mg
Verletzungsbedingte und post-operative Schmerzen	Indometacin	50 mg	100 mg
	Diclofenac	50 mg	100 mg
	Ibuprofen	400 mg	1200 mg
Passagere Schmerzen (Kopfschmerzen, Migräne* Zahn-schmerzen, Gliederschmerzen bei Erkältungskrankheiten)	Ibuprofen	400 mg	1200 mg
	Acetylsalicylsäure	500–1000 mg	3 000 mg
Menstruationsschmerz	Ibuprofen	400 mg	1200 mg
	Ketoprofen	50 mg	150 mg
	Naproxen	250 mg	750 mg
Nichtopioidanalgetika ohne entzündungshemmende Wirkung			
Spastische Schmerzen (Gallen-, Harnwegskolik, Darmkrämpfe)	Metamizol	2.500 mg	5000 mg
Schwere Fieberzustände, akute und chronische starke Schmerzen (bei Kontraindikation für andere Analgetika)	Metamizol	1000 mg	4000 mg
Tumorschmerzen (vgl. WHO-Schema)	Metamizol	1000 mg	4000 mg
	Flupirtin	200 mg	600 mg
Neuropathische Schmerzen	Flupirtin	100 mg	300 mg
Fieber- und Gliederschmerzen bei Virusinfektionen (z.B. grippale Infekte), Kopfschmerzen	Paracetamol	1000 mg	3000 mg

* Wenn Acetylsalicylsäure 1000 mg (ED) unwirksam, andere Therapie!

Zum Hauptanwendungsbereich der einfachen Schmerzmittel gehören unkomplizierte Kopf-, Zahn- und Verletzungsschmerzen und rheumatische und degenerative Gelenk- und Wirbelsäulenerkrankungen. Einige Nichtopioid-Schmerzmittel sind aber auch bei manchen schweren Schmerzformen ausreichend. Sie spielen zudem eine wichtige Rolle im Stufenplan chronischer Schmerzzustände einschließlich der „Krebsschmerzen" und können stark wirksame Schmerzmittel einsparen helfen. Eine Kombination mit den meisten anderen Schmerzmaßnahmen ist möglich. Eine Übersicht über übliche Anwendungsbereiche der wichtigsten Nichtopioidanalgetika gibt Tabelle 4.

Die „klassischen" einfachen Schmerzmittel sind Acetylsalicylsäure und Paracetamol, bei denen allerdings trotz der im allgemeinen guten Verträglichkeit mögliche Nebenwirkungen zu beachten sind (z.B. erosive Magendarmblutung bei Acetylsalicylsäure, Leberfunktionsstörung bei Paracetamol). Häufig eingesetzte NSAID sind z.B. Diclofenac, Indometacin, Ibuprofen, Flurbiprofen, Naproxen, Mefenaminsäure, Piroxicam u.a. Eine deutlich stärkere Schmerzhemmung zeichnet Metamizol (z.B. Novalgin) aus, das entsprechend auch bei manchen schweren Schmerzformen (z.B. Koliken oder Tumorschmerzen) oft ausreichend wirksam ist. Bei parenteraler (langsamer!) Verabreichung müssen die Voraussetzungen zu Gegenmaßnahmen wegen sehr seltener Unverträglichkeit gewährleistet sein.

Die Liste der NSAID ist außerordentlich groß, die verschiedener Präparate gleicher Substanzen noch wesentlich größer. Kombinationspräparate wurden weitgehend aufgegeben. Durch verbesserte Galenik des Diclofenac-Colestyramin (Voltaren®Resinat) konnten gastrointestinale Nebenwirkungen vermindert werden. Weder zu Opioiden noch zu NSAID gehört Flupirtin, so daß gastrointestinale Nebenwirkungen und Abhängigkeitsentwicklung fehlen und auch längerfristige Anwendung (z.B. bei anhaltenden Nerven- oder Rückenschmerzen) in Frage kommt. Eine (nicht repräsentative) Auswahl häufig verwendeter einfacher Schmerzmittel und ihrer Dosierungen gibt Tabelle 5.

Tabelle 5: Auswahl häufig verwendeter einfacher Schmerzmittel –
Nichtopioide und nichtsteroidale Analgetika (bei Erwachsenen)

Substanzen, Präparatebeispiel	Einzeldosis	Tageshöchstdosis
Acetylsalicylsäure (Aspirin®)	300–1000 mg	3000 mg
Paracetamol (Captin®)	500–1000 mg	3000 mg
Ibuprofen (Jenaprofen®)	400 mg	2400 mg
Indometacin (Amuno®)	25 mg	200 mg
Diclofenac (Voltaren®)	50–100 mg	150 mg
Piroxicam (Felden®)	20 mg	20 mg
Metamizol (Novalgin®)	500–1000 mg	4000 mg
Flupirtin (Katadolon®)	100 mg	600 mg

Stark wirksame, narkotische Schmerzmittel: Stark wirksame,
narkotische Schmerzmittel sind Morphin und Derivate (Opiate
oder Opioide). Ihre schmerzhemmende Wirkung entfalten sie
durch die Bindung an Opioidrezeptoren im zentralen, teilweise
auch im peripheren Nervensystem. In der Schmerzbehandlung
können die unterschiedlichen Rezeptormechanismen genutzt
werden (vgl. Kapitel I. 3). Die erste Gruppe, die Agonisten,
wirkt schmerzhemmend und morphinähnlich durch Bindung
an die Opioidrezeptoren. Die zweite Gruppe, die Antagonisten,
blockiert die Opioidrezeptoren und kann damit Wirkung und
mögliche Nebenwirkungen der Agonisten aufheben. Die dritte
Gruppe, Agonisten und Antagonisten, modifiziert Wirkungen
und Nebenwirkungen von Opioiden durch die Kombination
von Wirk- und Hemmsubstanz. Die vierte Gruppe, Partialagonisten, ist durch eine weniger selektive, partielle Rezeptor-
bindung gekennzeichnet. Die verschiedenen Substanzgruppen
erlauben somit innerhalb der Opioidanalgetika eine gewisse
Differenzierung erwünschter und unerwünschter Wirkungen,
z.B. heben Antagonisten die Opioidwirkung bei Überdosie-
rung auf. Beispiele von Agonisten sind Morphin und Metha-
don, von Antagonisten Naloxon, der Kombination Pentazoci-
ne und Butorphanol und von Partialagonisten Buprenorphin.

Die vielfach verwendeten Morphinderivate lassen ihre Ver-
wandtschaft mit der Grundsubstanz Morphin auch durch die
allen Molekülen gemeinsame Sequenz erkennen (Abb. 30).

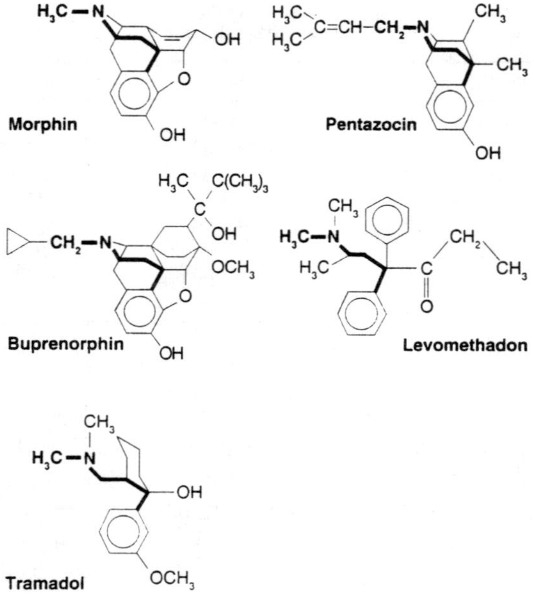

Abb. 30: Morphin und einige Derivate mit Hervorhebung der allen Molekülen gemeinsamen Sequenz (aus Forth et al. 1992)

Für die Schmerzbehandlung stehen Präparate mit schwächerer (z.B. Codein) und stärkerer Schmerzhemmung (z.B. Morphin) zur Verfügung. Die unterschiedliche Wirkstärke der Opioide ist für die praktische Anwendung wichtig. Dem heute verbindlichen WHO-Schema zur Behandlung von „Krebsschmerz", aber auch schweren chronischen Schmerzen, liegt ein 3-Stufenplan zugrunde (Abb. 31). Bei leichteren Schmerzen werden zunächst nichtsteroidale Analgetika, bei stärkeren Schmerzen schwach wirksame Opioide (z.B. Codein) und bei starken Schmerzen schließlich stark wirksame Opioide (z.B. Morphin) gegeben. In jeder Stufe ist die Kombination mit einer anderen Schmerzbehandlungsmethode möglich, so beispielsweise in Stufe 2 die Kombination schwach wirksamer Opioide mit nichtsteroidalen Analgetika und ggf. anderen Maßnahmen (z.B. physikalische Therapie).

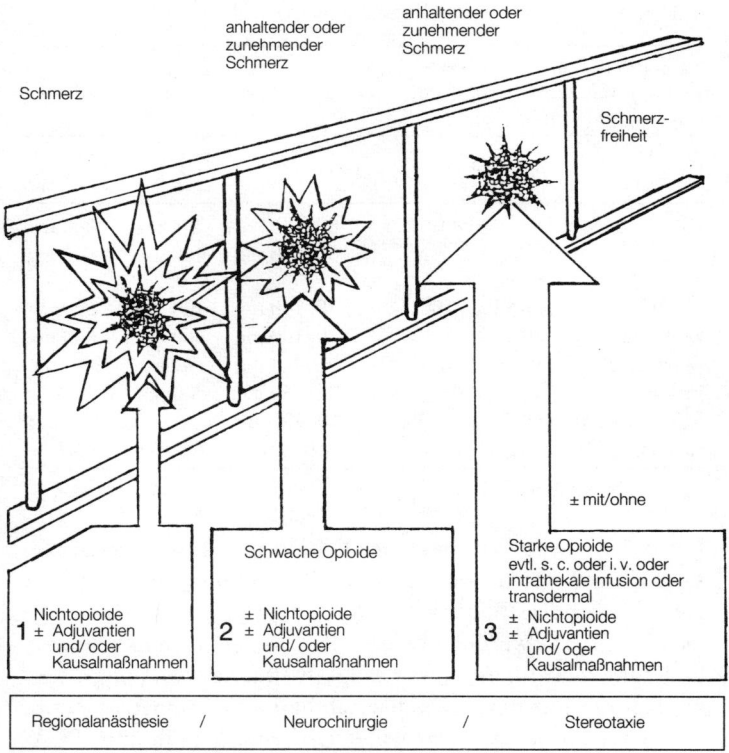

Abb. 31: Ursprüngliche „WHO-Stufenleiter" (modifiziert in der Erweiterung nach Strumpf u. Zenz 1993)

Morphin ist die Referenzsubstanz für die schmerzstillende Wirkung aller anderen Analgetika. Die ursprüngliche Hoffnung, ein synthetisches Opioidanalgetikum mit morphinähnlicher Wirkung, jedoch ohne dessen unerwünschte Wirkungen, zu finden, hat sich trotz vieler neuer Substanzen nur beschränkt erfüllt. Andererseits erlauben die heute verfügbaren Opioidanalgetika eine Auswahl nach Wirkungsweise, Wirkungsdauer, Anwendungsform etc. und anderen Kriterien, die den meisten schweren Schmerzformen gerecht wird (Tabelle 6).

Tabelle 6: Analgetika vom Morphintyp (bei Erwachsenen)

Substanzen, Präparatebeispiele (nur perorale Anwendungsform! Buprenorphin sublingual)	Einzeldosis	Tageshöchstdosis	
		Rote Liste 1996	Tumorschmerz nach Baier u. Ricken 1993
Dihydrocodein (DHC® 60/90/120)	60–120 mg	360 mg	360 mg
Tilidin + Naloxon (Valoron® N)	50–100 mg	400 mg	600 mg
Tramadol (Tramagit®, Tramal® long 100)	50–100 mg	400 mg	600 mg
Pentazocin (Fortral®)	50–100 mg	360 mg	600 mg
Buprenorphin (Temgesic® subl.)	0,2–0,4 mg	3,2 mg	4,0 mg
Pethidin (Dolantin®)	25–150 mg	500 mg	–
Morphin retard (MST Mundipharm®)	10–300 mg	–	ca.2000 mg*
Sevredol („Test" – vgl. Text)	10–20 mg	120 mg	–

* höhere Dosis möglich, vgl. Text!

Für die optimale Wirkung der Opioide sind ausreichende Dosierung und bei längerdauernder Behandlung ein möglichst gleichbleibender Blutspiegel notwendig. Es muß diejenige Dosis „titriert" werden, die dem Patienten eine gute Schmerzlinderung gewährleistet. Vor längerfristiger Behandlung ist eine Testung auf eine „Opiatsensibilität des Schmerzes" (z.B. mit Sevredol®), und/oder eine Titrierung" (z.B. mit PCA-Pumpe, siehe unten) ratsam. Bei oraler Anwendung können möglichst gleichbleibende Blutspiegel durch häufige, über den Tag verteilte Einzeldosen oder durch Präparate mit längerdauernder Wirkung (Retardformen) erreicht werden. Eine gleichmäßige, kontinuierliche Opiatgabe kann auch unter Umgehung des Magen-Darm-Traktes mit Opiatinfusionen erreicht werden, die auf drei Wegen, nämlich intravenös oder subkutan oder intrathekal möglich sind (bei der letztgenannten Anwendung wird das Opiat epidural in den Rückenmarkskanal eingebracht; vgl. Abb. 34). Der wichtigste Punkt bei allen Verfahren ist, die für den Patienten optimale und gleichmäßige Opiatdosis aufrechtzuerhalten. Während dies bei bettlägrigen Patienten, z.B. nach Operationen, mit Hilfe der heute vielfach verwendeten programmierbaren Infusionssysteme erzielt werden kann, wurden für nicht-stationäre Patienten Verfahren entwickelt, die sie von der Klinik weitgehend unabhängig machen. Es handelt sich um tragbare oder implantierbare Infusionspumpen und (dem Anwendungsweg entsprechende) Kathetersysteme. Ein auch vom medizinischen Assistenzpersonal einfach zu handhabendes Verfahren ist die kontinuierliche subkutane Opiatsinfusion (z.B. in die Bauchhaut), wobei über eine programmierbare externe Opiatpumpe das Medikament zugeführt wird. Speicher- und Mikroinfusionspumpe konnten zwischenzeitlich so weit verkleinert werden, daß sie in einem einzigen, etwa handtellergroßen Gerät vereinigt sind und dieses unter der Bauchhaut implantiert werden kann. Mechanische und elektronische Mikropumpen stehen zu Verfügung. Das Gerät ist mit dem ebenfalls unter der Haut zum Epiduralraum verlaufenden Katheter verbunden. Die mikroprozessorgesteuerte Miniaturpumpe infundiert das Opiat aus dem Arzneimittelbehälter nach dem vom Arzt festgelegten Programm. Die Programmierung des Mikroprozessors, aber auch das Nachfüllen des Opiats (meist in zwei- bis vierwöchigen Intervallen) ist ohne weiteren Eingriff möglich (telemetrische Programmierung, perkutanes Nachfüllen). Das Programm erlaubt verschiedene Varianten der kontinuierlichen Opiatverabreichung. Der Patient kann dieses Programm allerdings nicht selbst modifizieren, wie dies z.B. bei PCA-Pumpen als Bedarfsdosis möglich ist (Patient controlled analgesia, On-demand-analgesia).

Eine weitere, besonders einfach zu handhabende Alternative für langdauernde Opiatbehandlung ist transdermal über ein Hautpflaster appliziertes Fentanyl (Durogesic®).

Die Opioidgabe war lange Zeit auch bei schweren chronischen Schmerzzuständen durch falsche Vorbehalte, die aus dem Mißbrauch bei Drogenabhängigen resultierten, beschränkt worden. Es ist zwischenzeitlich erwiesen, daß bei Tumorschmerzpatienten zwar Toleranzentwicklung (mit notwendiger Dosiserhöhung), jedoch keine psychische Abhängigkeit auftritt. Bei Morphin besteht zudem kein „Deckeneffekt", d.h. Dosiserhöhungen sind nicht durch eine definierbare Tages-Maximal-Dosis (TMD) begrenzt. Risikogruppen, die letztlich aufgrund einer psychiatrischen Erkrankung in eine Abhängigkeit geraten sind, haben somit das ärztliche Verhalten gegenüber schwerkranken Patienten bestimmt. Zu dieser restriktiven Haltung, die unheilbar Krebskranken die mögliche Erleichterung ihres Schicksals erschwert, trägt heute noch das Betäubungsmittelgesetz bei. Nicht einmal jeder zweite Arzt verfügt überhaupt über die erforderlichen Betäubungsmittelrezepte (BtM-Rezepte). Ein Umdenken, teilweise mit erweiterten Indikationen auch für andere schwerste und langdauernde Schmerzzustände, scheint aber in Gang zu kommen.

Antikonvulsiva: Bei attackenförmigen, neuralgischen und „lancinierenden" sowie zentralen Schmerzen (vgl. Kapitel II. 3, 4) sind NSAID und häufig auch Opioide nicht hinreichend wirksam. Anfallshemmende Medikamente (Antikonvulsiva) haben sich dabei als wirksamer erwiesen. Am häufigsten werden Carbamazepin (z.B. Tegretal), alternativ auch Phenytoin (z.B. Zentropil) oder Valproat (z.B. Ergenyl) oder Clonazepam (z.B. Rivotril) eingesetzt. Die Dosierung kann etwas über dem therapeutischen Blutspiegel liegen, der in der Behandlung epileptischer Anfälle üblich ist. Bei Carbamazepin, das beim alten Menschen mit Behutsamkeit anzuwenden ist („Einschleichen"), spielt möglicherweise eine serotonerge Schmerzhemmung aufgrund der den Antidepressiva ähnlichen „trizyklischen" Struktur eine Rolle. Laborkontrollen sind bei einigen Antikonvulsiva zur frühzeitigen Erfassung möglicher Nebenwirkungen unerläßlich. Außer bei Trigeminusneuralgie und anderen Neuralgieformen wird insbesondere Carbamazepin auch bei schmerzhaften Neuropathieformen, wie der schmerzhaften Diabetesneuropathie, empfohlen.

Psychopharmaka – Thymoleptika (stimmungsaufhellende Medikamente): Die schmerzhemmenden Wirkmechanismen antidepressiver Medikamente sind noch nicht zureichend geklärt, obschon die Schmerzhemmung als solche erwiesen ist. Die serotonergen Wirkungen von Antidepressiva (z.B. Clomipramin, Amitriptylin) und der neuen Serotonin-Wiederaufnahmehemmer (z.B. Paroxetin) beeinflussen vermutlich die vom Hirnstamm absteigenden serotonergen Schmerzkontrollsysteme (DNIC; vgl. Kapitel I. 3). Dies scheint durch die schmerzhemmende Wirkung der Antidepressiva auch bei Patienten ohne gleichzeitige Depression bestätigt zu werden. Einige Antidepressiva (z.B. Trazodon, Nortriptylin) scheinen die analgetische Wirkung dagegen eher über den Neurotransmitter Noradrenalin zu entfalten. Für die Auswahl eines Antidepressivums zur Schmerzbehandlung gibt es noch kein hinreichend gesichertes Grundlagenwissen, man stützt sich eher auf klinische Erfahrungen. In einer Vergleichsstudie über die schmerzhemmende Wirkung von Desipramin, Amitriptylin und Fluoxetin bei schmerzhafter Diabetesneuropathie konnte die analgetische Wirksamkeit aller untersuchten Antidepressiva festgestellt werden, und es schien sich eine gewisse Rangfolge der analgetischen Wirkung von Amitriptylin über Desipramin zu Fluoxetin abzuzeichnen. Da Antidepressiva bei Nervenschmerzen, wie z.B. der schmerzhaften Diabetesneuropathie, häufig als Schmerzmittel der ersten Wahl empfohlen werden, und Diabetiker nicht selten unter anderen Organerkrankungen (z.B. diabetische Kardiopathie und Herzrhythmusstörungen, Niereninsuffizienz) leiden, müssen mögliche Nebenwirkungen besonders beachtet werden. Antidepressiva als schmerzlindernde Medikamente sollten – besonders bei körperlichen Grunderkrankungen und alten Menschen – „einschleichend" gegeben werden. Die Einmalgabe eines Retard-Präparates abends ist möglich. Schnellere analgetische Wirkung tritt möglicherweise durch Infusionsbehandlung ein (z.B. Clomipramin, Amitriptylin).

Neuroleptika (beruhigende und/oder antipsychotisch wirkende Medikamente): Die schmerzhemmende Wirkung von Neuroleptika ist bislang nicht mit hinreichender Zuverlässigkeit erwiesen. Neuroleptika spielen daher in der Schmerzbehandlung nur noch eine geringe Rolle und werden allenfalls in der Kombinationsbehandlung eingesetzt. Möglicherweise kommt einigen Neuroleptika, wie z.B. Butyrophenonen, eine eigenständige Opiod-Wirkung zu. Die Auswahl des Neuroleptikums kann sich an der individuellen Situation des Patienten orientieren (z.B. tageszeitliche Schmerzgipfel, ambulante oder Klinik-Behandlung). Zur Sedierung kommen schwachpotente Neuroleptika wie Promethazin (z.B. Atosil), Levomepromazin (z.B. Neurocil®) oder Thioridazin (z.B. Melleril®) in Frage. Tagsüber kann ein antriebssteigerndes Thymoleptikum (z.B. Clomipramin), zur Nacht ein schwachpotentes Neuroleptikum (z.B Thioridazin) gegeben werden. Die analgetische Wirkung hochpotenter Neuroleptika ist umstritten. Versucht werden u.a. Fluphenazin (z.B. Lyogen®), Flupentixol (z.B. Fluanxol®) und Haloperidol (z.B. Haldol®). Die möglichen Nebenwirkungen am motorischen System sind dabei besonders abzuwägen.

Benzodiazepine sind keine analgetischen Medikamente, können aber durch ihre muskelentspannende Wirkung, wie Diazepam (z.B. Valium®) oder Tetrazepam (z.B. Musaril®), zur Schmerzlinderung, besonders bei Rückenschmerzformen, beitragen.

Sonstige schmerzhemmende Medikamente: Bei einigen Schmerzzuständen werden primär nichtanalgetische Medikamente eingesetzt oder versucht, wie etwa Baclofen (z.B. Lioresal®) bei Trigeminusneuralgie, Phenoxybenzamin (z.B. Dibenzyran®) bei Kausalgieschmerz, lokale Capsaicin-Anwendung (z.B. Dolenon®) bei Neuropathie-Schmerz, Calcitonin (z.B. Karil®) bei Osteoporoseschmerz, Calcium-Antagonisten bei Angina pectoris oder Lidocain-ähnliche, lokalanästhetisch wirksame Substanzen (z.B. Mexiletin®) bei Neuropathieschmerz. Umfangreich ist schließlich die Liste von Medikamenten, die die Schmerzbehandlung indirekt unterstützen.

Migräne- und Kopfschmerzbehandlung (mit Medikamenten): Für die Behandlung der verschiedenen Kopfschmerzformen (die nach der internationalen Klassifikation diagnostiziert werden sollten) liegen heute besonders gut ausgearbeitete Behandlungsempfehlungen vor. Bei Migräne ist die Schmerzbehandlung im Anfall („Anfallsbehandlung") und die vorbeugende Kurz- oder Langzeitbehandlung („Migräneprophylaxe") zu unterscheiden. Bei den meisten Patienten ist zufriedenstellende Schmerzlinderung und Leidensbesserung zu erzielen, was jedoch nicht notwendigerweise auch langfristige Heilung bedeutet. Symptomvielfalt und wechselnder Beschwerdeverlauf verleiten daher nicht selten dazu, fragliche Behandlungsverfahren und Suggestiveffekte zu überschätzen.

Bei *leichten Migräneanfällen* ist wirksam die Kombination eines Antiemetikums (Metoclopramid oder Domperidon) und nachfolgend, etwa 15–30 Minuten später, 1000 mg Acetylsalicylsäure (als Brause- oder Kautablette) oder 1000 mg Paracetamol (als Tablette oder Zäpfchen) oder evtl. Naproxen oder Ibuprofen.

Bei *mittelschweren bis schweren Attacken* werden ebenfalls zuerst Metoclopramid (oder Domperidon) und ca. 15–30 Minuten später 1–2 mg Ergotamintartrat (Zäpfchen) gegeben. Falls innerhalb einer Stunde keine Schmerzbesserung eintritt, kann die gleiche Ergotamingabe wiederholt werden. Eine schnellere Resorption kann durch Ergotamintartrat als Spray, z.B. Ergotamin-Medihaler, erzielt werden (max. 3 Inhalationen zu je 0,45 mg im Abstand von je 5 Minuten). Tages- und Anfallshöchstdosen sind zu beachten. Bei *schweren Anfällen* kommt auch die intravenöse Gabe von Acetylsalicylsäure oder Metamizol in Frage. Heute wird meist schon frühzeitig mit der weiteren Alternative, nämlich dem selektiven Serotonin-Agonisten-Sumatriptan (Imigran®) begonnen. Sumatriptan wirkt auch noch zu einem späteren Anfallszeitpunkt und ist meist gut verträglich. Kontraindikationen (z.B. koronare Herzerkrankung, Altersbegrenzungen) und Wechselwirkungen (keine gemeinsame Gabe mit vasokonstriktiven und serotonergen Substanzen wie Ergotamin und Paroxetin, MAOH's und einigen weiteren Medikamenten) sind strikt zu beachten. Bei starkem Erbrechen ist auch eine subkutane Injektion von Sumatriptan mit einem Autoinjektor (z.B. Glaxopen®) durch den Patienten selbst möglich. Hinweise auf Behandlungsschemata, Dosierungen und Vorsichtsmaßnahmen finden sich in den im Literaturteil genannten Werken).

Die vorbeugende Behandlung (Migräneprophylaxe) kann kurzfristig vor bekannten Auslösefaktoren (z.B. menstruelle

Migräne) oder langfristig erfolgen, sollte dann aber auf sechs bis neun Monate, ggf. mit späterer Wiederholung, begrenzt werden. Indikationen sind häufige (zwei und mehr Attacken pro Monat) und langdauernde Attacken (mehr als viertägige Attacke pro Monat), starke Nebenwirkungen der Anfallsbehandlung, komplizierte Migräneanfälle und anfallsbedingte Arbeitsunfähigkeit. Mit prophylaktischer Behandlung wird allerdings meist nur geringere Anfallshäufigkeit, nicht Anfallsfreiheit erzielt. Etablierte Medikamente zur Langzeitprophylaxe sind Betarezeptorenblocker, Flunarizin, Serotoninantagonisten (z.B. Pizotifen, Methysergid, Lisurid), einige nichtsteroidale Antirheumatika, evtl. Dihydroergotamin. Als nicht gesichert gilt allerdings die vorbeugende Wirkung von Naproxen, Acetylsalicylsäure und Amitriptylin. Bei Schmerzmittelmißbrauch sind auch die vorbeugenden Medikamente unwirksam.

Beim *Spannungskopfschmerz* sind ebenfalls Kopfschmerzepisode und chronische Kopfschmerzform zu unterscheiden. Der akute starke Spannungskopfschmerz wird mit Acetylsalicylsäure, Paracetamol, evtl. NSAID's wie Ibuprofen oder Naproxen, versuchsweise auch mit TENS, behandelt (ein Eisbeutel ist oft hilfreich!). Gewohnheitsmäßige Verwendung mit einer Abhängigkeitsentwicklung muß vermieden werden. Die vorbeugende Behandlung des chronischen Spannungskopfschmerzes (Prophylaxe) erfolgt mit Antidepressiva (z.B. Amitriptylinoxid, Amitriptylin, Clomipramin, Doxepin). Die Dosierungen liegen dabei niedriger als bei der Depressionsbehandlung.

Beim *Clusterkopfschmerz* ist eine Sauerstoffeinatmung wirksam (Inhalation von 7 l 100%igem Sauerstoff/Min. bis zu 15 Minuten über eine Gesichtsmaske). Gute Wirksamkeit besitzt auch subkutan appliziertes Sumatriptan. Alternativ kommt eine zum Kopfschmerz gleichseitige Applikation von Nasentropfen oder Nasenspray mit Lokalanästhetikum (z.B. Xylocain 4%) oder ähnlich wie bei Migräne – ein Ergotamin-Aerosol mit 3 Aerosolstößen von 0,45 mg Ergotamintartrat in 5minütigem Abstand in Frage. (Beim Clusterkopfschmerz sind oft heiße Kompressen hilfreich!) Zur Prophylaxe werden

Corticoide und Kalziumantagonisten, evtl. Methysergid oder Valproat, bei chronischem Clusterkopfschmerz auch Lithium-Carbonat empfohlen. Die Meidung von Triggerfaktoren (z.B. Alkohol) ist wichtig.

Die seltene *chronisch paroxysmale Hemikranie* (CPH) zeigt rasches Ansprechen auf Indometacin. Allerdings ist zur Verhinderung eines Rückfalls manchmal eine niedrige Dauermedikation notwendig. Gelegentlich wurden auch Acetylsalicylsäure oder NSAIDs als wirksam berichtet.

Beim *analgetika- und ergotamininduzierten Kopfschmerz* ist ein allmähliches, langfristiges Absetzen der Schmerzmittel erforderlich, unter Umständen können übergangsweise trizyklische Antidepressiva gegeben werden.

3. Gegenstimulationsverfahren

Gegenstimulationsverfahren stellen gewissermaßen die praktische Anwendung der „Gate-theory" dar (Schrankenfunktion am Hinterhorn des Rückenmarks; vgl. Kapitel I. 3), wonach der Zustrom aus den schnell leitenden, dick bemarkten Nervenfasern jenen der langsam leitenden, dünnen (nozizeptiven) Nervenfasern im Hinterhorn des Rückenmarks hemmt und somit schmerzlindernd wirkt. Dieses einfache Modell wird heute eher als ein Zusammenspiel zahlreicher schmerzmodulierender Einflußfaktoren gedacht. Die einfachen Stimulationsverfahren sind trotz theoretischer Mängel und nicht geringer suggestiver Effekte weit verbreitet.

Transkutane elektrische Nerv-Stimulation (TENS) und Akupunktur: Die Durchführung von TENS ist denkbar einfach. Die nichtschmerzhafte, mit leichten Kribbelempfindungen verbundene Nervenreizung erfolgt mit kleinen batterieversorgten Taschenstimulatoren, deren elektrische Impulse nach Reizstärke, Reizform und Reizdauer einstellbar sind. Die Stimulationsgeräte können am Gürtel oder in der Tasche getragen werden. Sie sind über dünne Kabel mit zwei oder mehr leitfähigen Hautelektroden von etwa Fünf-Markstück-Größe verbunden. Neuere Geräte stimulieren ohne Kabelverbindung.

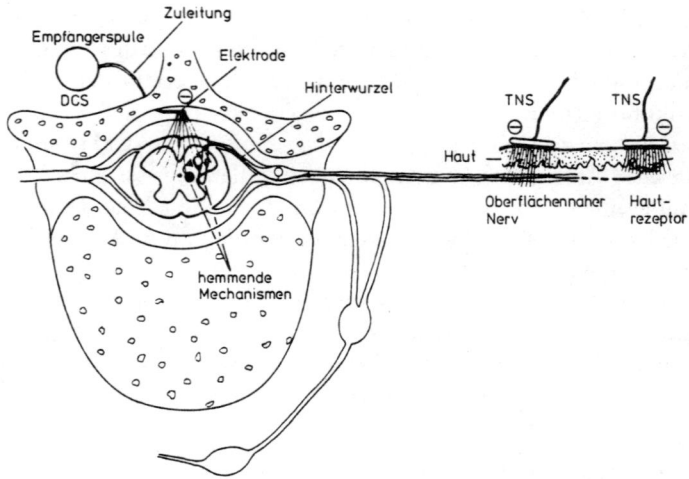

Abb. 32: Transkutane elektrische Nervstimulation (TENS/TNS) und Rükkenmarkstimulation (DCS) (aus Zimmermann u. Handwerker 1984)

Der Hautkontakt wird durch elektrolythaltige Elektrodenpaste verbessert, die Elektroden werden direkt über dem Schmerzareal oder über dem Hauptnervenstamm, der das Schmerzgebiet versorgt, befestigt (Abb. 32).

Die Elektroden können somit längere Zeit belassen werden, und eine schmerzhemmende Stimulation kann bedarfsweise gestartet werden. Der Patient kann die Reizform selbst variieren. TENS wird zumeist in Perioden von 20–30 Minuten, auch mehrmals am Tag, durchgeführt. Die Schmerzhemmung durch TENS ist möglicherweise bei neu aufgetretenem Schmerz wirksamer als bei chronischen Schmerzformen, günstige Ergebnisse werden bei peripheren Nerven- sowie Rückenschmerzen berichtet. Einige Gegenanzeigen (z.B. Herzschrittmacher) sind zu beachten.

Akupunktur dürfte über ähnliche Mechanismen wie TENS schmerzhemmend wirken. Diskutiert werden außerdem schmerzhemmende Effekte über die Dermatome der Nervensegmente an myofaszialen Triggerpunkten und Hemmung sympathischer und viszeraler Schmerzreflexe. Gelegentlich werden auch Kombinationsverfahren, wie Elektroakupunktur, durchgeführt.

Neurochirurgische Stimulationsverfahren: Die direkten Stimulationsverfahren von Schmerzbahnen oder Schmerzstrukturen des Zentralnervensystems erfordern gezielte neurochirurgische Eingriffe. Die Verfahren haben höhere Wirksamkeit, aber auch gewisse Risiken.

Dorsal column stimulation (DCS): Die Stimulation der sog. Hinterstränge (aufsteigende Empfindungsbahnen – „dorsal columns") stellt die Analogie von TENS am Rückenmark dar. Die Schmerzlinderung dürfte u.a. durch Beeinflussung auf- und absteigender Hemm-Mechanismen zustande kommen. Die Elektrodenimplantation erfolgt unmittelbar über den Hintersträngen des Rückenmarks (Abb. 33). DCS ist mit gewissen Mißempfindungen in den unterhalb der Reizstelle gelegenen Rumpf- und Beinabschnitten verbunden. DCS ist zu überlegen bei besonders schweren, einseitigen, hartnäckigen und therapieresistenten Schmerzformen (wie z.B. manchen Formen von Krebs-, Knochen- oder Nervenschmerzen), wo sie gegenüber anderen neurochirurgischen Verfahren den vergleichsweise schonendsten Eingriff bedeuten (vgl. Abb. 35). Auch DCS gewährleistet oft keine dauerhafte Schmerzfreiheit.

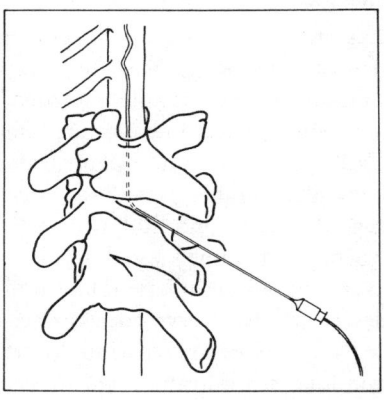

Abb. 33: Epidurales Vorschieben einer Elektrode über eine Tuohy-Kanüle zur Rückenmarkstimulation (DCS) (aus Zenz u. Jurna 1993)

Die stereotaktische Stimulation von tiefen Hirnstrukturen wird weltweit nur von wenigen dafür spezialisierten Neurochirurgen durchgeführt. Die Schmerzlinderung dürfte vor allem über deszendierende Hemmung zustande kommen. Die Elektroreizung erfolgt über dünne Nadelelektroden, die unter Bildschirmkontrolle (stereotaktische Zielgeräte) genau in das Stimulationsgebiet eingebracht werden. Da bedrohliche Komplikationen möglich sind, handelt es sich um „ultima ratio"-Verfahren.

4. Pharmakologische Nervenblockaden

Eine Unterbrechung der Nervenleitung mit entsprechender Schmerzhemmung ist durch viele chemische Substanzen möglich, von denen in der Schmerztherapie die sog. Lokalanästhetika verwendet werden. Grundtypen solcher Lokalanästhetika sind z.B. Procain und Lidocain (oder der Prototyp Cocain). Dank ihrer Fettlöslichkeit können sie in die Nervenzellmembran eindringen und dort die Impulsübertragung hemmen. Die Wirkung der Lokalanästhetika ist zeitlich begrenzt, kann aber in Abhängigkeit von Substanz und lokaler Durchblutung mehrere Stunden betragen. Ein sog. Differentialblock kann durch die Eigenschaft der Lokalanästhetika erzielt werden, in geringeren Konzentrationen zunächst marklose und markarme Nervenfasern und erst in höheren Konzentrationen auch dicke, markhaltige Nervenfasern zu blockieren. Auf diese Weise können Sympathikusfasern ohne Beeinträchtigung sensibler und motorischer Funktionen ausgeschaltet werden. Kurz und mittellang wirksame Substanzen sind u.a. Procain (z.B. Novocain), Lidocain (z.B. Xylocain) und Mepivacain (z.B. Scandicain). Längeranhaltende, therapeutische Blockaden sind u.a. mit Bupivacain (z.B. Carbostesin) und Etidocain (z.B. DurAnest) zu erzielen. In der Schmerztherapie kann das Lokalanästhetikum am Ende des Nervs in der Peripherie (Haut und Schleimhäute), im Verlauf des peripheren Nervs oder vor seinem Eintritt ins Rückenmark (Nervenwurzelbereich) appliziert werden. Entsprechend wird von lokaler Infiltrationsanästhesie,

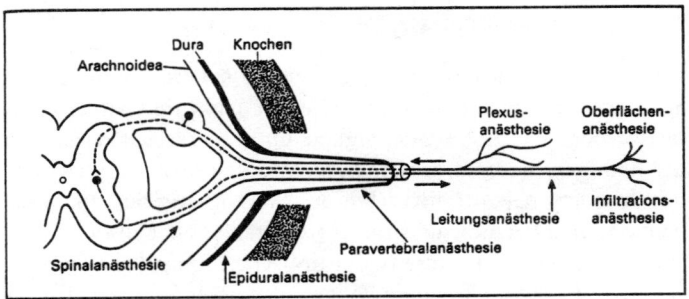

Abb. 34: Verschiedene Formen der peripheren Anwendung von Lokalanästhetika einschließlich der Spinalanästhesie (Subarachnoidalanaesthesie). Der epidurale Zugang entspricht lokalisatorisch der Opiateinbringung in den Rückenmarkskanal (ggf. mit Implantation von Depot/Pumpe) (aus Saller u. Hellenbrecht 1991)

Leitungsblockade oder epiduraler, spinaler bzw. intrathekaler Anästhesie gesprochen (Abb. 34).

Das Lokalanästhetikum wird jeweils in die unmittelbare Umgebung des gewählten Nervenabschnitts injiziert. Eine Variante der reversiblen Nervenblockade ist die pharmakologische Sympathikusblockade im Ursprungsbereich der sympathischen Nerven (Ganglien und Grenzstrang) oder die periphere Guanethidinblockade. Sympathikusblockaden haben herausragende Bedeutung bei Gefäßschmerzen (z.B. bei arterieller Verschlußkrankheit sowie bei sympathischer Reflexdystrophie). Besonders bei tiefliegenden Nervenblockaden müssen die Voraussetzungen für die intensivmedizinische Behandlung möglicher Zwischenfälle gegeben sein. Kontraindikationen sind u.a. örtliche Entzündungen und gerinnungshemmende Medikamente. Irreversible Nervenblockaden mit „neurolytischen" Substanzen können zu zentralen Schmerzen führen und werden nur ausnahmsweise durchgeführt.

5. Neurochirurgische Ausschaltungsverfahren

Mit schmerzchirurgischen Eingriffen im engeren Sinne sollen Schmerzwege oder bestimmte Schmerzstrukturen ausgeschaltet werden. Die hohe Genauigkeit und technische Perfektion der heutigen Stereotaxiemethoden ist dabei nicht vergleichbar mit früheren Operationsverfahren. Stereotaktische Operationen sind nicht risiko- und folgenfrei, stellen aber in der Regel keineswegs einen stärkeren „chirurgischen Eingriff in die Psyche" dar als ein nichtbeherrschbarer schwerer Schmerz. Durch Mikroläsionen in bestimmten Hirngebieten wird ein neues Gleichgewicht in den neuronalen Strukturen hergestellt, so daß eine Beseitigung abnormer oder eine Wiederherstellung normaler Funktionen eintritt (vgl. Kapitel II. 4). Die Problematik liegt hauptsächlich in der Struktur des Schmerzsystems selbst mit Haupt- und Nebenschmerzwegen zum Gehirn und seinen zahlreichen „Schmerzzentren". Auch neurochirurgische Schmerzausschaltung ist daher häufig nicht von Dauer.

Periphere Nervenausschaltungen (Neurektomie, Gangliotomie, Rhizotomie) werden gegenüber den pharmakologischen Nervenblockaden kaum noch durchgeführt. Bei schweren Schmerzen aufgrund von Oberbauchtumoren ist manchmal die chemische Neurolyse (z.B. mit 5–10%igen Phenol) hilfreich. Eine weitere Ausnahme sind die fortentwickelten, gezielten Verfahren der neurochirurgischen Trigeminusausschaltung. Trigeminusläsionen sind stets „Zweitmethoden" nach unzureichender Medikamentenwirkung. Zur gezielten Läsion des Ganglion Gasseri des Trigeminusnervs werden heute das perkutane, „geschlossene", nur ausnahmsweise das operative, „offene" Verfahren (mit Schädeleröffnung) durchgeführt. Standardmethode ist nach wie vor die Thermokoagulation, bei der vom Gesicht her (durch das Foramen ovale) eine Kanüle bis zu den Trigeminuswurzeln vorgeschoben wird. Durch das Thermokoagulationsverfahren und zielgenaues Vorgehen unter Bildwandlerkontrolle können vorwiegend die nozizeptiven A-δ- und C-Fasern ausgeschaltet und die Empfindungsnerven (A-α- und β-Fasern) geschont werden. Dadurch kann das

Auftreten einer schmerzhaften Gefühllosigkeit (Anaesthesia dolorosa – vgl. Kapitel I. 2 und III. 6) eher vermieden werden. Weitere Verfahren sind die mechanische Läsion (Mikrokompression des Ganglion Gasseri mit dem Fogarty-Druckballon oder die chemische Läsion durch Glycerininstillation). Bei der mikrovaskulären Dekompression (Janetta-Operation, vgl. Kapitel II. 2) ist eine Schädel- und Hirnhauteröffnung im Hinterhauptsbereich notwendig, so daß die mikrochirurgische Trennung bzw. Unterfütterung von Nerv und Arterie möglich wird. Den günstigen Operationsergebnissen stehen allerdings mögliche neurologische Ausfälle gegenüber.

Hinterwurzeloperation (Dorsal root entry zone = DREZ): Bei diesem Eingriff erfolgt die Ausschaltung der oberflächlichen Schichten des Hinterhorns des Rückenmarks (Lissauer Trakt von Lamina I und II mit etwa 2 mm Ausdehnung), womit eine direkte Ausschaltung der abnormen Schmerzverarbeitung der betroffenen Rückenmarksetagen erzielt werden soll (Abb. 35). Der Eingriff erfolgte früher mit operativer Freilegung (Laminektomie) und ist heute auch durch Thermo- oder Laserkoagulation möglich. Indikationen sind die oft außerordentlich schweren Schmerzzustände bei den Armplexusausrissen nach Motorradunfällen, manchen Schmerzzuständen bei Querschnittslähmungen, therapieresistenter postherpetischer Neuralgie und bestimmten Phantomschmerzen.

Spinothalamische Traktotomie (Chordotomie) ist eine einseitige Durchtrennung der zentralen Schmerzbahn im Rückenmark (Tr. spinothalamicus). Auch hier ist heute ein „geschlossenes" Vorgehen mit Thermo- oder Laserverfahren möglich. Die Schmerzbahn muß in mehreren Rückenmarksetagen, meist des Hals- oder Brustmarks, ausgeschaltet werden, so daß die Chordotomie ausschließlich für nichtbeherrschbare schwerste Schmerzzustände, wie z.B. Infiltrationen der Arm- und Beinnerven-Geflechte bei Krebs, die sogar auf Opioide nicht hinreichend ansprechen, in Frage kommt. Zwangsläufig tritt bei diesen Eingriffen ein Verlust der zugeordneten Schmerz und Temperaturempfindung auf.

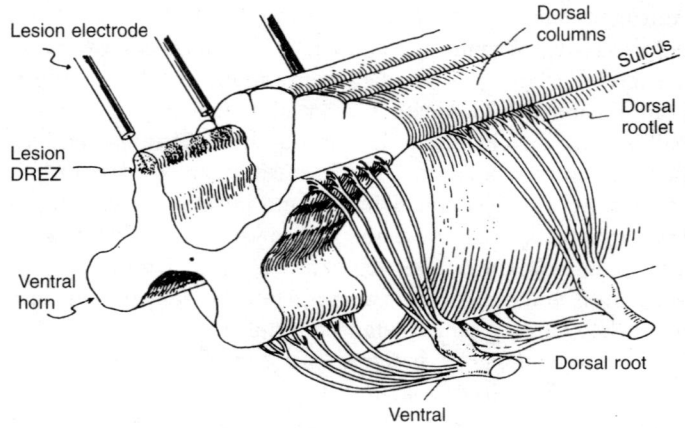

Abb. 35: DREZ-Verfahren mit Läsion der Hinterwurzeleintrittszone (aus Nashold u. Ostdahl 1979)

6. Physiotherapie und stützende Maßnahmen

Physikalische Maßnahmen zur Schmerzlinderung wurden besonders in den Rehabilitationseinrichtungen entwickelt und sind weit verbreitet. Die Akzeptanz dieser Verfahren (oft gleichgesetzt mit „Naturheilverfahren") ist groß, obschon die Erforschung der zugrundeliegenden Wirkmechanismen eher dürftig ist. Die Grundpfeiler der physikalischen Therapie scheinen aber allein schon durch ihren historischen Erfahrungsschatz gesichert.

Ruhigstellung, Lagerung und reflektorisch eingenommene Schonhaltung sind bei vielen schmerzhaften Erkrankungen des Bewegungssystems eine Voraussetzung für Heilung und Schmerzlinderung. Gipsverband, externe Fixierung und die heute dank hinreichend stabiler und zugleich flexibler Kunststoffe oft kaum noch behindernden orthopädischen Stützen (z.B. Handschiene beim Carpaltunnelsyndrom, Halskrawatte vom Philadelphia-Typ nach HWS-Verletzungen, moderne Prothesen usw.) tragen auch zur Schmerzlinderung bei. Bei Bandscheibenvorfällen kann auch eine geeignete Körperhaltung zur Schmerzentlastung (Ausschaltung des Nervenwurzel-dehnungs-Schmerzes) hilfreich sein.

Kälte- und Wärmeanwendung bei Schmerzen kennt wohl jeder aus eigener Erfahrung. Heizkissen, Infrarotlampe, heiße Moorpackungen führen zwar nur zu oberflächlicher Erwärmung, gleichzeitig aber zu reflektorischer Durchblutungs-förderung. Bei akut entzündlichen Prozessen muß Wärme gemieden werden. Kälteanwendungen (Eisbeutel, Kohlensäure, „Cold-pack") führen zur Schmerzlinderung über verminderte lokale Durchblutung und werden bei manchen Sportverletzungen, Kopfschmerzen oder rheumatischen Erkrankungen genutzt. Auch zur Mobilisierung schmerzhaft eingeschränkter Gelenkbewegung ist die Kryo-Therapie (Eisbehandlung) hilfreich.

Krankengymnastik, Muskel- und Bindegewebsmassage und Lymphdrainage werden heute praktisch immer nach verletzungsbedingten oder bei degenerativen Störungen des Bewegungssystems durchgeführt. Für die Schmerzbehandlung kommt diesen Maßnahmen vor allem vorbeugende Bedeutung zu, da sie Immobilisierung, Folgekrankheiten, Verschmächtigung und Funktionsverlust der Muskulatur verhindern. Bei den verschiedenen Formen der Bindegewebsmassage dürften auch kuto-viszerale Reflexe (vgl. Kapitel I. 3) eine Rolle spielen. Für die besonders verbreiteten, vielfältigen Formen von Rückenschmerz wurden systematische Therapieprogramme („Rückenschule") entwickelt, bei denen außer der aktiven Physiotherapie (Krankengymnastik mit Muskeldehnung und Muskelkräftigung) auch allgemeine Ziele wie Entspannung, Körperbewußtsein, funktionelles Training von Körperhaltungen und Belastbarkeit geübt werden. Allen diesen Maßnahmen sollte aber stets eine hinreichende diagnostische Klärung vorausgehen, da z.B. Manipulationen an der Halswirbelsäule bei rheumatischen Kopfgelenkserkrankungen katastrophale Konsequenzen haben können.

Elektrotherapie und Ultraschall: In der Physiotherapie wurden bereits lange vor der Einführung von TENS Gleichstrombehandlungen durchgeführt, die als Nieder-, Mittel-

und Hochfrequenzstrom-Therapie eingesetzt werden. Nieder- und Mittelfrequenzstrom-Therapie wird als „diadynamischer Reizstrom" verwendet und dient zur Muskelentspannung, vor allem bei Wirbelsäulenerkrankungen. Die Hochfrequenz-strom-Therapie ist (vergleichbar der „Mikrowelle") ein wärmeinduzierendes Verfahren. Ähnlich wie bei TENS dürfen diese Methoden nicht bei Herzschrittmachern, Metallimplantaten und bestimmten Erkrankungen eingesetzt werden. Die Wirksamkeit der Ultraschallbehandlung ist umstritten, die Verwendung erfolgt u.a. bei Muskelverhärtungen (Myogelosen).

Als medizinische Bäder werden vor allem Stangerbäder zur Durchblutungsförderung mit den Varianten der 2- und 4-Zellen-Bäder, daneben auch Kohlensäure-Teilbäder angewendet. Die motivierenden Aspekte von Physiotherapie und Naturheilverfahren (Badeorte) werden vom Patient gerne akzeptiert.

7. Psychologische Schmerzbewältigung

Verhaltensmedizinische Schmerztherapien: Änderungen von Verhalten und Umgang mit chronischem Schmerz folgen häufig den Mechanismen des sog. operanten Lernens. Unter den allgemeinen negativen Folgen chronischer Schmerzen ist der soziale Rückzug des Patienten besonders ungünstig. Damit ist auch ein Verlust von notwendigen „positiven Verstärkern" verbunden, der wiederum Inaktivität und Depressivität erhöht und zu einem Gefühl des Ausgeliefertseins, der Hilflosigkeit und der Passivität gegenüber den Schmerzbeschwerden führt (vgl. Abb. 8). Der Schmerz ist dadurch noch schwerer zu akzeptieren und zu ertragen. Aus solchen negativen Verhaltenskonsequenzen bei chronischem Schmerz wurden entsprechende Behandlungsverfahren hergeleitet, die sich teils operanter, teils kognitiver Strategien bedienen und zudem verschiedene Entspannungs- und Imaginationstechniken verwenden.

Bei der *operanten Schmerztherapie* wird zunächst versucht, mit Hilfe von Entspannungsverfahren die mit Schmerz verbundene psychophysische Aktivierung („Verspannung") zu reduzieren und so die sekundäre Schmerzverstärkung zu vermindern. Dazu werden unter anderem progressive Muskelentspannung, autogenes Training und Meditationsverfahren eingesetzt. Umgekehrt ist zuweilen ein Aktivitätstraining zur Verminderung von Vermeidungs- und Schonhaltungen sinnvoll. Weitere Behandlungsziele sind die Veränderung des Schmerzverhaltens selbst und, wenn möglich, auch die Reduktion der Einnahme schmerzstillender Medikamente. Parallel dazu sollte der Aufbau von „gesundem Verhalten" erfolgen, d.h. Schmerzverhalten soll ersetzt werden durch Initiativen und verbesserte Sozialkontakte („social skills"). Dazu gehört auch die Ausschaltung „negativer Verstärker" in der unmittelbaren Umgebung des Patienten, insbesondere von Familie und Arbeitsplatz.

Kognitive Schmerztherapie zielt vor allem darauf ab, beim Patienten die Selbstkontrolle über das Schmerzverhalten zu stärken. Durch geeignete „Kontrollüberzeugungen" wird versucht, die mit Schmerz verbundenen körperlichen Mißempfindungen zurückzudrängen. Das Verfahren der kognitiven Schmerztherapie erfolgt im allgemeinen in drei Stufen; in der ersten stehen Selbstbeobachtung und Problemanalyse im Vordergrund (Suche nach wichtigen Schmerzverstärkern), in der zweiten wird der Aufbau alternativen Verhaltens (Selbstregulation) und in der dritten eine Stabilisierung des erlernten Verhaltens angestrebt.

Entscheidend ist für beide Therapien, daß in ihrem Verlauf die bewußte Kontrolle allmählich wegfällt und schließlich eine „automatische" Festigung der alternativen Verhaltensweisen eintritt. Varianten dazu stellen Schmerzbewältigungstraining, Imaginationstechniken, Selbstverbalisation und Hypnose dar. Dem Patienten werden in entspanntem Zustand Suggestionen über Körperwahrnehmungen oder Schmerzlinderung vermittelt, und er versucht, das Schmerzerleben durch angenehme Empfindungen zurückzudrängen. Auch Biofeedback, eine „biologische Selbstregulierung" mit Rückmeldung von Muskeltonus oder Herzschlag, wird dabei genutzt.

Die *psychodynamisch orientierte Schmerzbehandlung* versteht chronischen Schmerz als eine Form pathologischer Emotion, die sich aus der Biographie des Patienten herleitet und in der sich der Schmerz als Ausdruck oder „verkleideter Botschafter" eines neurotischen Konflikts darstellt. Entsprechend der Vielfalt therapeutischer Schulen kommen so gut wie alle Verfahren der Einzel-, Gruppen- und Familienbehandlung sowie der psychoanalytischen Therapie im engeren Sinne zum Einsatz. Schon bei Freud war allerdings auffällig, daß sich die Vorstellung, Schmerz sei Konversionssymptom eines unlösbaren Konfliktes, eher als Pendant der Angsttheorie denn als eigenständige Schmerztheorie auswies. Daran scheint sich bis zu den heutigen Interpretationen wenig geändert zu haben. Die Einbindung von Schmerz in eine allgemeine Affekttheorie ist noch nicht erkennbar. Psychodynamische Behandlungsverfahren folgen daher individuellen, im einzelnen schwer überprüfbaren Hypothesen, die zudem neurobiologische Grundlagen unberücksichtigt lassen. Obwohl letztlich keine Therapievergleiche zwischen psychodynamisch und somatisch orientierten Verfahren möglich sind, werden damit keineswegs die psychotherapeutischen Behandlungsansätze als solche zweifelhaft, da sich diese ja gerade mit den oft wesentlichen Schmerzbedingungen von Biographie und Persönlichkeitsstruktur der Patienten auseinandersetzen.

Anschriften für Schmerzpatienten

Anschriften für weitere Informationen und Hilfen
(z.B. Schmerztherapeuten und Schmerzkliniken)

Deutsche Gesellschaft zum Studium des Schmerzes e.V.
c/o 2. Physiologisches Institut der Universität Heidelberg
Im Neuenheimer Feld 326, 69120 Heidelberg
Tel.: 06221/564051, Fax: 06221/564049

Deutsche Migräne- und Kopfschmerzgesellschaft e.V.
Niemannsweg 147, 24105 Kiel
Tel. 0431/5972603

Schmerztherapeutisches Kolloquium
Hainstraße 2, 61476 Kronberg/Ts.
Tel.: 06173/9556-0, Fax: 06173/955614

Deutsche Schmerzliga e.V. (Patientenselbsthilfen)
Postfach 100834, 60008 Frankfurt/Main
Tel.: 069/29988075, Fax: 069/29988033

Nachbemerkung und Danksagung

Die Erscheinungsformen von Schmerz sind so vielfältig wie Organsysteme, neuronale Strukturen und Erfahrungsbereiche des Menschen. Eine Übersicht zu Ursachen, Symptomen und Behandlungsmöglichkeiten von Schmerzzuständen im vorgegebenen Rahmen mußte zwangsläufig auswählen, akzentuieren, weglassen. Schmerzforschung und Schmerzbehandlung haben erfreulicherweise in den letzten beiden Dekaden wesentliche Fortschritte erzielt, und der weitaus größte Teil aller Schmerzformen kann heute wirksam beseitigt oder zumindest gelindert werden. Zur verbesserten Versorgung tragen auch Schmerzambulanzen und Schmerzkliniken bei. Trotzdem weisen heutige Schmerzforschung und Schmerztherapie einige Akzente auf, die der Komplexität von Schmerzsyndromen nicht ganz gerecht werden. In der Grundlagenforschung bestehen die besten Kenntnisse zu peripheren und spinalen Schmerzmechanismen. In der Behandlung dominieren anästhesiologische, pharmakologische oder rein psychologische Verfahren. Trotz der Bedeutung peripherer Mechanismen ist Schmerz jedoch letztlich ein zentralnervöses Phänomen. „Pain is always in your brain" könnte daher auch ein Schlagwort für die künftige Schmerzforschung und Schmerzbehandlung sein.

Bei der Entstehung dieses und des vorangegangenen Bandes in der Reihe C.H.Beck Wissen *(Angst und Angstkrankheiten, 1995)* gilt mein besonderer Dank der unerschöpflichen Umsicht und dem tatkräftigen Einsatz von Frau Federkiel sowie der bibliographischen Unterstützung von Frau Kaufmann, Frau Dinkel und Frau Heese. Kolleginnen und Kollegen der Klinik des Max-Planck-Instituts für Psychiatrie München und des Städtischen Krankenhauses München Schwabing haben freundlicherweise Abbildungen zur Verfügung gestellt und/oder sich der Mühe einer kritischen Textdurchsicht unterzogen. Besonders danken möchte ich Frau Dr. Auer und Frau Dr. Rothemund, sowie den Herren Dr. Backmund, Dr. Flaschenträger, Dr. Huhn, Dr. Kronski, Dr. Perchermeier und Dr. Pilger. Herrn Dr. Karlbauer, Schmerzambulanz der Neurologischen Klinik der TU München, verdanke ich viele, für die praktische Schmerzbehandlung wichtige Hinweise. Der Autor hofft, daß der Abriß trotz seiner Kürze vor allem den betroffenen Schmerzpatienten gerecht wird, die die „Innenseite des Schmerzes" unmittelbar erfahren.

Literaturhinweise

1. Übersichten (* = Abbildungsnachweise)

Bonica J.J. et al. (1976–95): *Advances in Pain Research and Therapy. Vol. 1–21,* Raven Press, New York.

Brandt T., Dichgans J., Diener H.C. (1993): *Therapie und Verlauf neurologischer Erkrankungen.* 2. Aufl., Kohlhammer, Stuttgart Berlin Köln.

Fields H.L. (1990): *Pain Syndromes in Neurology.* Butterworth, London.

Gerber N.J., Raspe H.H. (Hrsg.) (1994): *Rückenschmerz: Ursachen, Symptome, Abklärung, Behandlungsmöglichkeiten.* Huber Verlag, Bern.

Hökfelt T., Schaible H.G., Schmidt R.F. (Hrsg.) (1994): *Neuropeptides, Nociception and Pain.* Chapman & Hall, London Glasgow.

Jeanmonod D., Magnin M., Morel A. (1994): A *Thalamic Conzept of Neurogenic Pain.* In: Gebhart G. F. et. al. (eds.): Progress in Brain Research and Management, Vol. 2, IASP Press Seattle, 767–787.

Krestin G.P. (1994): *Akutes Abdomen.* Thieme, Stuttgart New York.

Morris D.B. (1991): *The Culture of Pain.* University of California Press, Los Angeles.

Soyka D. (1995): *Schmerz. Pathophysiologie und Therapie.* Schattauer, Stuttgart.

Thoden U. (1987): *Neurogene Schmerzsyndrome.* Hippokrates, Stuttgart (*).

Waldvogel H.H. (1995): *Antinoziceptiva, Adjuvanzien – Handbuch für die Schmerzpraxis.* Springer, Berlin.

Wall P.D., Jones M. (1991): *Defeating Pain: The War Against a Silent Epidemic.* Plenum Press, New York.

Zenz M., Jurna I. (1993): *Lehrbuch der Schmerztherapie.* Wissenschaftliche Verlagsgesellschaft mbH, Stuttgart (*).

2. Abbildungsnachweise

Brune K., Beck W. S. (1993): Nichtopioidanalgetika (antipyretische Analgetika und andere). In: Zenz M., Jurna I. (Hrsg.): Lehrbuch der Schmerztherapie. Wissenschaftliche Verlagsgesellschaft mbH, Stuttgart, 121–136.

Devor M., Rappaport Z.H. (1990): *Pain and the pathophysiology of damaged nerve.* In: Fields H.L. (ed.): Pain Syndromes in Neurology. Butterworth, London Boston Singapore Sydney Toronto Wellington, 47–83.

Duus P. (1995*): Neurologisch-topische Diagnostik.* 6. Aufl., Thieme, Stuttgart New York.

Fields H.L. (1989): *Pain.* McGraw-Hill, New York.

Forth W., Henschler D., Rummel W. (1992): Pharmakologie und Toxikologie. 6. Auflage. BI Wissenschaftsverlag, Mannheim Wien Zürich.

Gowers W.R. (1904): *Subjective Sensations of Sight and Sound: Abiotrophy, and other Lectures*. Blakiston's Son & Co., Philadelphia.

Hassler R., Mundinger F., Riechert T. (1979): *Stereotaxis in Parkinson Syndrome*. Springer, Berlin Heidelberg New York.

Kocher R. (1981): *Psychopharmaka bei chronischen Schmerzen*. Schweiz. Med. Wochenschr. 111: 1946–1954.

Melzack R. (1990): *Phantom limbs and the concept of a neuromatrix*. TINS 13: 88–92.

Nashold B. S., Ostdahl R.H. (1979): *Dorsal root entry zone lesions for pain relief*. J. Neurosurg. 51: 59–69.

Nieuwenhuys R., Voogd J., van Huijzen C. (1991): *Das Zentralnervensystem des Menschen*. 2. Aufl., Springer, Berlin Heidelberg New York London Paris Tokyo Hong Kong Barcelona.

Sacks O. (1994): *Migräne*. Kohlhammer, Stuttgart Berlin Köln Mainz.

Saller R., Hellenbrecht D. (1991): *Schmerzen – Therapie in Praxis und Klinik*. Marseille Verlag, München.

Schmidt R.F. (1987): *Bauchschmerzen aus physiologischer Sicht*. In: Wackenheim A., Vouge M. (Hrsg.): Bauchschmerz. Edition Medizin, Weinheim, 1–38.

Siegenthaler W., Kaufmann W., Hornbostel H., Waller H.D. (1987): *Lehrbuch der inneren Medizin*. 2. Aufl., Thieme, Stuttgart New York.

Strian F. (1993): *Chronischer Schmerz*. In: Hammer C., Schubert V. (Hrsg.): Chronische Erkrankungen und ihre Bewältigung. Schulz, Starnberg, 131–168.

Strumpf M., Zenz M. (1993): *Stufenschema, Betäubungsmittelverschreibungsverordnung*. In: Zenz M., Jurna I. (Hrsg.): Lehrbuch der Schmerztherapie. Wissenschaftliche Verlagsgesellschaft mbH, Stuttgart, 281–290.

Struppler A., Geßler M. (1981): *Schmerzforschung – Schmerzmessung – Brustschmerz*. Springer, Berlin Heidelberg New York.

Taylor D.C.M., Pierau F.-K. (1991): *Nociceptive Afferent Neurones*. Manchester University Press, Manchester New York.

Theopold W. (1981): *Votivmalerei und Medizin*. Thiemig, München.

Tölle T.R., Zieglgänsberger W. (1991): *Wie die Nervenzelle den Schmerz erlernt*. MPG-Spiegel 1/91: 1–3.

Trost H. (1983): *Pseudoradikuläre Syndrome der Halswirbelsäule*. In: Hohmann D., Kügelgen B., Liebig K., Schirmer M. (Hrsg.): Halswirbelsäulenerkrankungen mit Beteiligung des Nervensystems. Springer, Berlin Heidelberg New York Tokyo, 175–186.

Wolfe F. et al. (1990): *The American College of Rheumatology 1990 criteria for the classification of fibromyalgia*. Arthritis Rheum. 33: 160–172.

Zimmermann M., Handwerker H.O. (1984): *Schmerz*. Springer, Berlin Heidelberg New York Tokyo.

133

Register